AF311563

LES

BLESSURES PRODUITES PAR LA SELLE

LES
BLESSURES PRODUITES PAR LA SELLE

PAR

M. MITAUT

VÉTÉRINAIRE EN PREMIER AU 9ᵐᵉ RÉGIMENT D'ARTILLERIE
MEMBRE CORRESPONDANT DE LA SOCIÉTÉ CENTRALE DE MÉDECINE VÉTÉRINAIRE

(Médaille d'argent.)

L'atteinte la plus légère peut détruire la constitution
la plus robuste.

PARIS

TYPOGRAPHIE DE RENOU, MAULDE, ET COCK

144, RUE DE RIVOLI, 144

1875

PRÉFACE.

La partie principale du mémoire relatif aux blessures produites par la selle (1), se trouve contenue dans un rapport qui avait été adressé au Ministre de la guerre sur la question des *blessures du garrot, du dos et des lombes*, posée en 1855 aux vétérinaires de l'armée.

Quelques nouvelles remarques, faites depuis cette époque, sur les causes du mal dont il s'agit et sur les moyens d'y porter remède, sont venues grossir le recueil de nos observations.

Jamais nous n'avons fait le moindre emprunt aux divers écrits qui ont pu être publiés sur le sujet, aux deux époques où nous avons cru devoir le traiter.

Ce petit ouvrage se compose donc de connaissances acquises dans le cours de nos études et de matériaux puisés dans la clinique régimentaire.

Pour la plus grande clarté de l'exposition, le mémoire a été divisé par chapitres.

Le premier est consacré à des considérations générales sur les blessures ou maladies chirurgicales.

Le second s'occupe spécialement des blessures du garrot, du dos et des lombes.

Dans le troisième, les causes du mal produit par la selle sont étudiées d'une manière toute particulière ; car il importe au plus haut point que nous

---

(1) Envoyé à la Société centrale de médecine vétérinaire pour le concours de 1870.

soyons toujours en garde contre elles, tout à fait attentifs à leurs moindres effets pour mettre les régions précitées complétement à l'abri des plus légères blessures.

La distinction établie, au quatrième chapitre, entre les divers désordres morbides se trouve justifiée par des différences réelles dans leurs manifestations symptomatiques, leur gravité et leurs suites, ou dans les médications qu'ils réclament.

La complication de carie est décrite avec ses caractères distinctifs et ses causes les plus ordinaires; puis viennent les accidents auxquels elle donne assez souvent lieu.

Le traitement médico-chirurgical, exposé d'une manière très-nette et avec les détails les plus minutieux, s'appuie sur le mode naturel de réparation des tissus lésés. Son application est précisément réglée sur l'étendue des désordres, sur la nature des produits morbides et sur l'efficacité des divers moyens curatifs.

Des indications tout à fait rationnelles ont été formulées dans le but de prévenir toutes les blessures, les graves complications de carie, de gangrène, d'infection purulente et surtout l'abus des instruments pour conjurer les périls d'un traitement trop chirurgical.

Un résumé substantiel termine le mémoire dans lequel nos jeunes confrères trouveront des renseignements tout à fait pratiques, consignés avec la plus entière franchise et sans la moindre exagération.

LES BLESSURES PRODUITES PAR LA SELLE.

L'atteinte la plus légère peut détruire la constitution la plus robuste.

Blessures ou maladies chirurgicales.

La disposition ou l'arrangement anatomique des diverses parties du corps exposées aux blessures influe beaucoup sans doute sur la gravité des atteintes qu'elles reçoivent. Mais c'est surtout la lésion de certains tissus très-difficiles à réparer qui constitue le caractère réellement dangereux des affections chirurgicales.

La suppuration, de plus ou moins longue durée, à laquelle elles donnent presque toujours lieu, par ses suites malheureuses dans un très-grand nombre de cas, les rend bien plus redoutables encore pour les chevaux de troupe.

I. — Jetons un coup d'œil rapide sur les phénomènes variés de réparation des différents tissus organiques, afin de recueillir, s'il se peut, des vues utiles à notre œuvre.

a. 1° Lorsque sur un animal bien constitué, vigoureux et en bon état, les tissus *cutané*, *cellulaire* et *musculaire* ont subi l'influence de causes vulnérantes, la réparation de ces divers tissus se fait ordinairement assez vite, — à l'aide de l'inflammation provoquée, — par la résorption des produits morbides épanchés et par la soudure des parties décollées dans le voisinage de la blessure. Il est bien rare, en effet, si la lésion des organes résulte d'une violence unique et d'une intensité modérée, que les liquides susceptibles d'organisation forment corps avec ces organes ou collection dans leur intérieur, qu'il y ait mortification partielle, clapier, ulcération et écoulement de pus persistant, venant de points désunis plus ou moins profonds.

2° En cas de solution de continuité, si les bords de la

blessure, même sans déchirement, ne jouissent guère chez le cheval du bénéfice d'une cicatrisation immédiate, pourtant, en moins de quelques jours, on voit s'opérer le rejet des caillots sanguins ou des parties de tissus dans lesquelles la vie s'est éteinte. Puis, avec le gonflement inflammatoire, il se développe sur toute la surface de la plaie entr'ouverte des bourgeons d'une chair nouvelle, plus ou moins volumineux et réguliers, rougeâtres, un peu mous, qui tendent à combler les vides ainsi que les anfractuosités résultant de la lésion. Bientôt ils se raffermissent, se soudent entre eux, à moins qu'il y ait des frottements ou des tiraillements. Enfin, ces bourgeons se nivellent petit à petit de manière à former une membrane complète, de plus en plus unie, d'une teinte rosée uniforme, assez solide pour protéger d'abord les tissus qui se dégorgent sous elle, et pour favoriser ensuite leur rapprochement par sa rétraction.

La cicatrisation qu'elle tend à opérer se reconnaît à un cercle blanchâtre, dont se couronne toute la plaie, et cette dernière se concentre progressivement, si la réparation n'est pas retardée par des atteintes nouvelles. Après avoir rempli son rôle temporaire, la membrane disparaît pour ne laisser qu'un sillon linéaire à peine visible. Ou bien alors elle se constitue en tissu définitif, condensé sous des écailles minces, diaphanes, presque de nature épidermique ; et ce nouveau tissu tiendra la place de celui qui a été détruit. Bientôt il ne reste plus de la plaie qu'une surface blanchâtre, sèche, rayonnée, qui tend à se réduire en tiraillant les bords de la peau ainsi soudée et qui ne se recouvre jamais de poils.

Dans quelques circonstances, au contraire, la membrane, devenue lisse et épaisse, reste toujours humide ; elle prend alors les caractères des vraies muqueuses, et continue à protéger les parties qu'elle ne peut pas cicatriser.

En résumé, les produits morbides, épanchés goutte à goutte dans les tissus doués de vitalité, ou réunis en collection, se résorbent, et les décollements se ressoudent quand il n'y a pas de plaie. La persistance des fluides ou leur organisation, la formation de pus, les mortifications partielles sont rares, si la cause vulnérante a été modérée et sans récidive. En cas de plaie, les parties découvertes s'abritent sous un tissu de nouvelle génération qu'on pourrait appeler *tégumentaire*, qui comble les vides, rapproche les bords de la blessure, les met en adhérence et rétablit la continuité primitive, si aucune influence du dehors ou du dedans ne vient détruire ou arrêter ce travail réparateur. Quelquefois, au lieu de se sécher en formant une membrane rose et un peu rugueuse, ce tissu reste humide et perd sa tendance à la cicatrisation.

b. 1° A l'égard des tissus *fibreux blanc* ou *jaune*, *cartilagineux* et *osseux*, les choses se passent d'une manière différente, du reste en rapport avec leur faible degré de vitalité. Les blessures qui les intéressent ne sont pas très-douloureuses et les phénomènes de réparation, en cas de lésion sans plaie, se produisent lentement par un travail primitif, imparfait, souvent suivi de déformation, de changement de nature ou de transformation.

2° Le plus ordinairement, quand l'atteinte a porté jusqu'aux tissus de la seconde catégorie, c'est en traversant d'abord les parties plus vivantes qui les couvrent. Leur réaction, très-lente, se fait sous une couche du tissu doué d'une faible vitalité; cette couche mortifiée au point lésé se détache insensiblement, tombe en lambeaux jaunes ou gris, en débris noirâtres, qui sont souvent retenus dans leur trajet par la pression des parties vivantes. Le rapprochement complet de celles-ci, malgré leur tendance à la cicatrisation, ne peut s'opérer, et elles sont alors forcées de laisser entre elles un canal plus ou moins étroit pour l'écoulement des produits de l'élimination.

Lorsque la blessure est faite à des tissus fibreux, cartilagineux, osseux, presque sous-cutanés, il est facile de voir sur la plaie qui s'anime, à la place de chaque exfoliation plus ou moins épaisse, un petit bourgeonnement irrégulier, progressif. Ce bourgeonnement facilitera la réunion des tissus, et, en se rapprochant d'eux, opérera la cicatrisation complète, après la chute de ce qui reste de la partie privée de vie, pourvu qu'il n'y ait pas de mortification nouvelle.

Pourtant, il peut arriver aussi que les tissus peu vivants, mis à nu avec leur couleur caractéristique, entrent en adhérence beaucoup plus tôt que nous ne venons de le voir. Ils le doivent, dans ce cas, à la couche très-mince de tissu cellulaire qui les couvre. Celui-ci devient rouge et se soude alors avec les chairs dont les bourgeons charnus se sont avancés sur lui.

Ainsi, pour la seconde classe de tissus, la marche des phénomènes réparateurs se fait toujours d'une manière tardive, avec des déformations, des changements de nature, même sous la peau, et par un travail immédiat. En cas de solution de continuité des tissus superficiels, la partie fibreuse mise à jour, si elle est réellement atteinte, meurt, s'ébranle et s'élimine en lambeaux irréguliers d'une épaisseur variable. Sous elle s'opère un bourgeonnement très-lent, souvent imparfait, tacheté de rouge et de jaune, qui finit, au bout d'un temps plus ou moins long, par rétablir les liaisons premières entre les tissus voisins, sans garantir ceux dont nous nous occupons de certains changements de forme et de caractère. Parfois cependant, leur réunion se fait rapidement avec les chairs dont ils sont revêtus, grâce au tissu cellulaire qui les a préservés de carie ou de dissolution.

II. — En parlant du travail secondaire de réparation des plaies ou du mode que la nature emploie pour l'élimination des produits altérés non organisables, j'ai fait pressentir la sécrétion ou la production purulente. C'est qu'elle aussi joue un rôle très-important dans le travail du rétablissement, en cas de solution de continuité plus ou moins profonde, surtout chez le cheval, où, malgré la simplicité des blessures et malgré la parité des tissus, il y a presque toujours suppuration.

Il semble, en effet, que le cheval soit plus disposé que les autres espèces à la sécrétion purulente, si l'on en juge par ces collections énormes de pus formé dans la profondeur des tissus, sous l'influence de causes souvent ignorées, ou par ces suppurations abondantes que fournissent certaines plaies et dont l'évacuation difficile ou empêchée peut, dans des circonstances diverses, faire éprouver au blessé les plus graves accidents.

Ce produit du tissu tégumentaire provisoire, qu'on appelle aussi *membrane pyogénique*, prend des caractères variés selon la période du travail de réparation. La rareté du pus ou son abondance, sa couleur et sa consistance, son odeur surtout, dépendent de la nature des tissus lésés.

D'abord il est roussâtre, aqueux, mêlé à quelques débris organiques, les lendemain et surlendemain du jour de la blessure. Puis il devient jaune, abondant, assez épais et plus rare à la fin. Dans le cas de lésion des tissus fibreux, cartilagineux ou osseux, il est jaunâtre, huileux, odorant, bulleux, filant, souvent uni à des débris filamenteux qui se détachent d'une plaie plus ou moins ancienne. Le plus ordinairement, il sort en assez grande quantité par un canal ou trajet fistuleux qui débouche à une plaie cutanée plus ou moins réduite.

III. — Au moment où les caractères de cette sécrétion anormale du tissu de génération nouvelle se prononcent, quand le pus se forme en abondance dans les tissus (et c'est à une époque qui suit de près l'action vulnérante), il s'opère toujours dans l'économie du sujet blessé un grand trouble, accusé par de la tristesse, la perte de l'appétit, par l'accélération des mouvements respiratoire et circulatoire, et qu'on désigne avec raison sous le nom de *fièvre traumatique* ou *fièvre de réaction*.

Ce trouble général, susceptible de se prolonger et de se reproduire à chaque blessure accidentelle ou chirurgicale, contrarie les fonctions d'assimilation. La suppuration plus ou moins abondante et continue qui en résulte toujours contribue aussi au dépérissement du malade. Les plaies peuvent en outre, sous certaines influences malheureuses, prendre un vilain aspect, donner une sécrétion de mauvaise nature.

Enfin, et voilà qui a plus de gravité, le pus est susceptible d'absorption directe par les vaisseaux lymphatiques. Ils se présentent alors sous forme de cordons, d'un volume variable, accompagnés de boutons dans leur trajet jusqu'aux ganglions voisins, et bientôt ces ganglions participent à l'état de maladie et de gonflement pour compléter les caractères du farcin local.

Il peut encore arriver, en raison de certaines causes individuelles de constitution ou de tempérament, par suite de l'état d'appauvrissement plus ou moins grand du blessé, ou bien par une simple tendance de l'économie à produire du pus sur d'autres points, quand la blessure est presque tarie; ou bien encore par l'altération qui résulte pour les liquides de l'arrêt mis à l'écoulement des produits morbides, il peut arriver, dis-je, que l'animal succombe à l'infection purulente, à la morve ou au farcin général.

Il importe de bien noter ici que ces affections terribles ne sont quelquefois nullement en rapport ni avec l'étendue du mal chirurgical primitif, ni avec l'abondance ou l'ancienneté de la sécrétion.

Dans des cas non moins malheureux, dont l'exposé viendra plus tard, il peut aussi arriver que les produits morbides épanchés sous la peau et dans les tissus intéressés par le corps vulnérant ne se résorbent point; que le tissu régénérateur, en cas de plaie avec solution de continuité, ne fasse point son évolution habituelle; que la nature, comme enchaînée, ne réagisse pas ou le fasse trop faiblement. Alors, sous l'empire des lois physiques, la putréfaction s'empare de la blessure, fluides et solides s'altèrent, se corrompent comme des corps totalement privés de la vie, puis la mortification s'étend de proche en proche, et le blessé ne tarde pas à succomber à un véritable empoisonnement.

En résumé, la sécrétion du pus, si facile chez le cheval, a des caractères qui varient avec l'ancienneté, l'étendue des blessures et surtout avec la nature des tissus lésés. Toujours elle s'accompagne de fièvre générale au moment où elle s'établit, en cas de blessure un peu importante. L'abondance du pus, la suppression de son écoulement, sa résorption, peuvent, sur certaines constitutions surtout, avoir pour conséquences fatales le dérangement des lois de nutrition, l'infection de l'économie, plus ou moins rapide, l'apparition de la morve ou du farcin incurable. Dans des cas plus malheureux encore, le travail de réparation des parties lésées ne peut pas s'accomplir, les liquides et les solides altérés subissent une véritable décomposition putride, et la gangrène amène presque toujours la mort.

IV. — Les indications les plus importantes, pour favoriser la résolution du mal, l'élimination des produits morbides, le rapprochement des parties décollées et surtout pour hâter la cicatrisation des tissus, doivent ressortir de 'étude des moyens réparateurs lents ou rapides que la nature emploie *elle-même*, quand nous aurons apprécié le genre, l'étendue, la gravité des maladies chirurgicales du garrot, du dos et des lombes.

Cependant, nous devons le dire dès à présent, le meilleur traitement consiste à suivre avec patience la nature dans ses voies de réparation et à la soutenir au besoin. En effet, en voulant trop faire, nous risquons beaucoup de la contrarier et de lui créer bien souvent de nouveaux, de plus grands embarras que les premiers.

Cette sécrétion purulente, suite de presque toutes les blessures, source fréquente de si grands maux, nous fait déjà pressentir, l'importance des mesures qui tendent à la prévenir, l'indication qu'il y a de ne pas l'augmenter et de bien régler l'écoulement de ses produits pour s'opposer à l'infection de l'économie.

Cette autre circonstance plus redoutable, où des blessures accidentelles, des plaies dues à l'instrument deviennent des centres de décomposition et le point de départ d'accidents généraux auxquels le sujet succombe, malgré la promptitude des secours les plus intelligents, nous rappellera sans cesse la gangrène dont sont menacés les blessés ou les opérés, en nous donnant les moyens les plus sûrs pour l'empêcher de se produire et les plus puissants pour l'arrêter.

Le danger d'un traitement trop chirurgical se révèle dès à présent à nous, d'une manière claire, ainsi que la nécessité d'associer aux agents thérapeutiques locaux tous les moyens généraux rationnels pour aider le blessé qui dépérit à faire les frais de sa réparation sans s'épuiser.

Du garrot, du dos et des lombes.

Les trois régions du garrot, du dos et des lombes sont si souvent exposées aux causes vulnérantes, sur le cheval de troupe, que les maux qui les atteignent en portent les noms. Les conséquences de leurs blessures sont celles que nous avons déjà désignées; mais certaines circonstances spéciales s'ajoutent aux premières pour augmenter encore la gravité du mal.

1° Leur composition anatomique comprend, en procédant de l'extérieur à l'intérieur, la peau et le muscle sous-cutané qui lui est intimement uni, le tissu cellulaire très-lâche partout et susceptible de s'infiltrer facilement aux trois endroits précités. Pour le garrot, des muscles qui s'attachent au ligament cervico-lombaire et à la tubérosité externe de l'os de l'épaule, le prolongement cartilagineux de cet os plat, la partie supérieure d'autres muscles qui le couvrent, au-dessous de lui encore des chairs et du tissu fibreux jaune. Ensuite vient l'ilio-spinal, commun aux trois régions, attaché à chaque vertèbre par des fibres charnues presque parallèles à la colonne vertébrale et par des liens tendineux des plus solides. Puis, ce sont les ligaments inter-épineux, les apophyses du même nom, prolongements osseux des vertèbres, toutes surmontées de tissu cartilagineux et reliées supérieurement entre elles par du tissu fibreux blanc, mêlé de jaune au garrot seulement. Voilà bien une réunion de parties dissimilaires, des tissus diversement organisés, peu extensibles, jouissant de différents degrés de vitalité, dont les tendances à la cicatrisation ne pourront jamais être simultanées et qui auront infailliblement pour effet, puisque les tissus les moins vivants sont les plus profonds, de fermer la plaie de la surface à l'intérieur en cas de lésion grave. Cette circonstance, nous le savons, rend toujours impossible la cicatrisation complète, entretient une suppuration prolongée dont le produit s'échappe avec plus ou moins de facilité par un canal d'écoulement sans cesse mouillé par la sécrétion.

2° Nous devons joindre à cette considération de haute gravité une cause toute physique : la position dominante des trois régions qui empêche la sortie des produits morbides, difficiles à écouler par-dessus des bords plus élevés qu'eux.

3° La mobilité de la colonne vertébrale et l'union peu ntime de certaines parties charnues entre elles compliquent aussi la blessure, en s'opposant aux adhérences des parties décollées qui se froncent, frottent à chaque instant l'une sur l'autre par le moindre mouvement et peuvent faire naître une fausse muqueuse. Au garrot surtout, ces conditions défavorables entraînent souvent la déchirure des tissus plus ou moins désunis et altérés par la maladie, parfois même de celui des cicatrices. Comme elles favorisent aussi la fusée du pus dans les interstices musculaires, il peut en résulter les complications les plus graves ou tout au moins une extrême lenteur de cicatrisation.

4° La difficulté qu'éprouvent certaines parties à se prêter au gonflement inflammatoire est une autre circonstance des plus défavorables aux blessures déterminées sur les trois régions qui nous occupent, et dont on n'a peut-être pas toujours assez tenu compte pour le traitement. Elle augmente considérablement les douleurs locales, favorise la diffusion du mal, entraîne la formation d'abcès ou de dépôts plus ou moins éloignés de la partie primitivement vulnérée. Ici, elle donne lieu à des décollements extraordinaires et tout à fait inexplicables. Là, ce sont des mortifications partielles qui, en s'étendant de proche en proche, peuvent amener la mort de l'animal, retardent toujours sa guérison et souvent la rendent incomplète.

5° La commodité qu'a le sujet de se frotter, sa tendance trop marquée à le faire sur les corps étrangers, en se roulant sur le dos, en se portant en avant, la tête tout à fait abaissée entre les membres antérieurs, ou en faisant encore remonter les barres par la croupe, contribuent aussi à prolonger la durée des blessures. Les frottements avivent, renouvellent les plaies et détruisent toujours plus ou moins le travail de cicatrisation déjà effectué.

Ces conditions réunies donnent aux maux du garrot, du dos et des lombes, un très-haut degré de gravité. La blessure la plus légère, la moins profonde, sans danger apparent, à cause des phénomènes complexes de réparation des tissus consécutivement intéressés, peut devenir en ces régions tout à fait sérieuse. Son moindre inconvénient est d'entraîner toujours une incapacité de travail, parfois assez longue, juste au moment où les services du cheval sont le plus nécessaires.

La complication de carie, très-lente à guérir, laisse surtout des traces variées qui rendent l'animal chez lequel elle se produit beaucoup moins propre à son emploi et plus sujet à de nouvelles blessures.

La gangrène et l'infection purulente, manifestée par la morve ou le farcin, terminent trop souvent les vieilles blessures du garrot ou des deux autres régions.

En résumé, le mal dont il s'agit compromet le service des chevaux de troupe et menace la vie des blessés par ses complications plus ou moins immédiates. Celles qui sont susceptibles de se produire, même après la guérison, ne laissent pas grande confiance dans la solidité des chevaux qui ont été gravement atteints. De plus, par le caractère contagieux de l'une des complications déjà citées, la rentrée de ces blessés dans le rang peut devenir un véritable danger pour les autres chevaux.

Heureusement que ce mal redoutable, toujours difficile à guérir, devient de plus en plus rare, de moins en moins à craindre par les soins qu'on met à le prévenir et par les précautions qui sont prises pour l'empêcher de s'aggraver.

En station, il a presque disparu, et l'on ne voit guère que quelques petites blessures qui nous montrent ou nous rappellent l'importance des soins immédiats que réclament les animaux atteints, même de lésion légère, sur la colonne vertébrale.

En marche, pendant les premiers jours de route, par les grandes chaleurs et par les mauvais temps, les excoriations et les tumeurs inévitables, arrêtées à temps, sont presque toujours de courte durée, exemptes des dangers signalés et radicalement guéries.

En campagne, après des marches forcées, dans les plus mauvaises conditions, les blessures de toute espèce par la selle et le bât se montrent, le long de la colonne vertébrale, sous les formes les plus hideuses et les plus tristes; alors elles grossissent le cortége des misères qui font périr les animaux parfois sacrifiés comme nos semblables aux besoins impérieux de la guerre.

Les relevés du registre d'infirmerie se trouvent parfaitement d'accord avec nos souvenirs sur ce sujet. Pour n'en citer que quelques-uns, nous signalerons qu'à la fin d'une route de six semaines, effectuée en 1842, l'une des colonnes du régiment avait à sa suite 10 à 12 chevaux atteints de plaie avec carie sur le garrot et sur le rein. A

2

toutes les routes qui ont été faites depuis, nous n'avons jamais eu de chevaux blessés.

En 1856, une batterie du corps qui rentrait de Crimée avec des animaux et du harnachement en assez mauvais état, après avoir traversé une grande partie de la France, est arrivée à destination, n'ayant qu'une seule blessure de garrot réellement grave.

En 1858, 2 ou 3 chevaux de l'une des colonnes du régiment se trouvaient atteints de blessure grave sur le garrot et le rein en arrivant dans la nouvelle garnison. Les deux autres colonnes avaient parcouru le même trajet sans blessure.

En 1859, les batteries du régiment qui avaient fait la campagne d'Italie n'ont ramené aucun blessé au dépôt. Cependant deux batteries d'un autre corps de la même arme, aussi mal partagées que certains régiments de cavalerie de la ligne et de la garde, sont revenues dans la place que nous occupions, en même temps que les nôtres, avec 15 à 20 chevaux mis complétement hors de service par des blessures très-graves sur les régions indiquées.

En 1861, 1862, 1865, 1866, les routes qui eurent lieu pour tout le régiment ou pour quelques fractions se firent sans blessure grave, si ce n'est par accident.

En 1868 et 1869, un assez grand nombre de blessures, heureusement sans gravité, se sont manifestées en bas du garrot, de chaque côté et surtout à gauche, sur les chevaux de toutes les colonnes, pendant une route de vingt jours, effectuée pour le changement de garnison, et durant un trajet beaucoup moins long, aller et retour, de la garnison actuelle (Besançon) au camp de Châlons.

En garnison, il ne se présente guère de cas un peu sérieux, et ceux-ci guérissent le plus souvent au bout d'un temps ordinairement assez court.

Causes les plus ordinaires.

—

Les causes directes, sous l'influence desquelles naissent presque toujours les blessures en question, peuvent se rapporter toutes à des contusions et à des frottements prolongés. Cependant, certaines défectuosités du garrot, du dos et des lombes doivent évidemment rendre plus fréquentes ou plus graves les atteintes portées à la colonne vertébrale.

1° Les animaux dont le garrot est bas et arrondi ont très-souvent cette région écrasée et meurtrie par la descente inévitable de la selle. La mobilité plus grande que celle-ci acquiert alors, en raison même du défaut de tension des sangles, explique la facilité de ses déplacements et son inclinaison plus fréquente à gauche, le côté du montoir. Les juments, pour ce motif, comptent plus de blessures que les chevaux.

Le garrot très-haut, maigre et tranchant, a aussi ses inconvénients; le sommet en est souvent excorié ou surmonté d'une petite tumeur. Il suffit pour cela d'une simple dépression du bord supérieur des panneaux de la selle ou même d'un petit amaigrissement des chevaux ainsi conformés.

Le dos creux et ensellé, en rendant très-difficile la répartition du poids du cavalier et de la charge, peut entraîner aussi des blessures sur les lombes et sur la partie antérieure du garrot.

Le rein court, à échine saillante, dit *de carpe* ou *de mulet*, se montre assez souvent meurtri. Il en est encore de même lorsque cette région est creuse, mal attachée, surtout quand elle est double, à cause des facilités que cela donne à la selle de se déplacer de l'un ou l'autre côté et de rester ensuite dans une position irrégulière.

Le défaut d'habitude de porter la selle fait aussi que les chevaux qui viennent de remonte ou qui relèvent de maladie se blessent plus facilement.

Les changements fréquents d'allure, surtout pour les chevaux attelés, les descentes trop fréquentes du cavalier, les oscillations de l'homme qui s'endort à cheval, en faisant déplacer le paquetage et la selle, exposent aux blessures le cheval ainsi monté.

Les grandes chaleurs, pendant les routes, par les tourments que les mouches causent aux chevaux et par l'impressionnabilité plus grande qu'acquiert la peau humide de sueur, favorisent toujours la production des blessures.

Les pluies prolongées déterminent aussi à peu près les mêmes effets.

La mise en route des chevaux tout nouvellement harnachés, les promenades militaires, les premières étapes comme les plus longues, les chemins montueux et malaisés, les travaux exceptionnels à toutes les allures, en station s'accompagnent plus facilement d'accidents sur le garrot et les lombes.

La malpropreté, les dartres aux régions indiquées, pendant la mauvaise saison, en sollicitant les chevaux à se frotter contre les corps étrangers ou à se mordre entre eux, quand la trop grande liberté des chaînes d'attache le leur permet, sont très-souvent suivies d'excoriations ou de blessures plus graves;

Enfin, les chevaux d'avant-garde (et ceux des musiciens autrefois) sont toujours les plus nombreux dans le groupe des blessés par la selle, qui font la route haut le pied et dégarnis.

2° Les contusions portées sur les trois régions dont il s'agit sont assez rares; pourtant la blessure déterminée par le coup de bridon se reconnaît très-bien à un volumineux engorgement qui entoure une petite plaie nette faite à la peau. Le manche de la fourche ou du balai, en tombant sur le dos de certains chevaux un peu irritables, plus souvent qu'ils ne le méritent, y laisse aussi parfois sa trace.

Le harnachement, par la pression ou les frottements qu'il exerce sur la colonne vertébrale, est la cause efficiente la plus commune des maux qui surgissent dans les trois régions mises en contact avec la selle, car celle-ci peut n'avoir pas été bien ajustée, être mal appliquée, mal adaptée et en mauvais état.

La selle peut avoir trop ou trop peu de liberté, être trop longue ou trop courte, surtout mal garnie. Dans le premier cas, le garrot, de temps en temps, vient frotter, se heurter même sur l'arçon, et souvent il en résulte une plaie, un kyste, un cor ou un abcès. Les mêmes accidents peuvent aussi se produire par suite de fracture de la bande de garrot. Mais c'est surtout le défaut d'ouverture de la selle, en cas de garrot bas et gras, qui fait naître sur lui une tumeur plus ou moins considérable et toujours grave. Le saillant des bandes et contre-bandes de garrot dans les selles, modèles 1833 et 1848, au point de leur courbure à la naissance de l'arçon, marquait assez souvent autrefois la place du contact par un cor, d'un seul ou même des deux côtés de la tumeur.

Lorsque la selle est trop longue, sur les animaux qui ont le rein court et saillant comme celui de certains chevaux de trait de petite taille, il apparaît souvent, un peu à droite ou à gauche de la colonne dorso-lombaire, à l'endroit où appuient les pointes plus ou moins rudes, et qui ne sont pas assez relevées, des œdèmes, des boutons, des furoncles et même des excoriations avec gonflement.

Dans le cas où la selle manque de longueur, est trop courte de siége, le rein se trouve aussi fortement exposé aux meurtrissures, non loin de l'échine, surtout quand les pointes sont, comme dans le modèle de 1854, avant la modification, dépourvues de panneaux et lorsque le bord de ces derniers n'est pas assez fortement rembourré. Le même cas se présente aussi assez souvent pour des selles d'officier pourvues de pointes mobiles qui ne sont ordinairement mises que pour soutenir le porte-manteau. Il suffit de voir l'abaissement de la selle se produire en arrière, au moment où le cavalier prend son assiette, pour se rendre parfaitement compte du degré de compression et des effets qui doivent en être la conséquence. La région du rein, excoriée par le bord postérieur de la selle, était encore plus souvent atteinte à l'endroit correspondant à la bande de rognon, là où elle se recourbe vers la naissance des pointes, ce qui a sans doute fait décider sa suppression.

Enfin, c'est quelquefois aussi la longe de croupière qui blesse en ployant avec raideur ou qui excorie par sa boucle, quand la fourche est trop longue.

Le mauvais état, la dureté, l'insuffisance ou le défaut de garniture de la selle peuvent aussi donner naissance à des cors de chaque côté du garrot, un peu plus haut ou un peu plus bas. Cet accident se produit en haut lorsque le bord supérieur des panneaux est très-saillant, surtout si la garniture manque en bas, de même que lorsqu'il est durci et tout à fait déprimé.

Pour la garniture complète des selles, les pointes comprises, il n'est admis, à l'exclusion de toute autre substance, que 1,200 grammes de crin dans les panneaux. Mais, soit que ceux-ci ne descendent pas tout à fait assez bas à la partie antérieure de la selle, soit que leur aplatissement se fasse un peu trop vite (ce qui arrive surtout par la mise en usage des selles sans couverte), il se produit, au point de contact avec leur bord inférieur, un très-grand nombre de blessures, heureusement superficielles, quelques-unes pourtant avec cor et décollements.

La région où elles ont plus particulièrement leur siége correspond à peu près à la hauteur des boucles des doubles sanglons. En arrière des pointes inflexibles de l'arcade se voit assez souvent une déchirure du gousset dans lequel sont chaussées ses pointes. Le panneau, très-aminci, laisse voir aussi à cet endroit un sillon assez profond, qui se creuse à la longue par l'effort de traction de la sangle et un peu en même temps sous la pression des étrivières.

Parfois la lésion se remarque encore à la même hauteur, mais plus en arrière, au niveau de la boucle du deuxième sanglon ; celle-ci se trouve plus ou moins comprimée par le surfaix entre le vrai et le faux quartier qui en portent visiblement l'empreinte.

Presque toutes les blessures dont il s'agit n'ont pas de gravité, et pourtant elles marquent des deux côtés, surtout à gauche, le point défectueux de la selle, par des cicatrices dénudées et par des taches blanches très-apparentes sur un grand nombre de chevaux de robes foncées.

La manière de seller est bien aussi pour quelque chose dans la production des blessures. Le cheval sellé trop en avant ou de travers, — ainsi que cela arrive trop souvent pour les chevaux d'avant-garde, — se blesse presque toujours. Il en est de même lorsque les sangles ne sont pas assez tendues. Ce mauvais résultat s'obtient encore plus sûrement quand, au lieu de ressangler, comme cela doit se faire à la première halte, le cavalier se contente, pour avoir plus tôt fait, de serrer seulement le surfaix de cuir.

Enfin la nécessité, dans les corps d'artillerie, de faire servir la selle du porteur pour le sous-verge et quelquefois même pour le premier cheval venu, — car ils sont tous employés aux classes à cheval, — entraîne encore forcément quelques légères blessures sur les régions indiquées.

La couverte, par les plis qui se forment lorsqu'elle est mal mise ou sous la pression qu'elle exerce au sommet du garrot, si le cavalier n'a pas soin de l'écarter un peu avec la main avant de sangler, cause aussi sa part de blessures.

Le surfaix de sangle qui sert à maintenir les couvertures sur les chevaux à l'écurie, particulièrement sur les malades et sur tous les autres pendant les promenades ou à la rentrée des manœuvres, donne souvent lieu, par son contact prolongé, à des cors ou à d'autres blessures sur le dos.

Le surfaix garni, mis en usage pour les chevaux d'officier, peut amener des blessures au garrot, par suite de pression prolongée ou de frottements exercés sur cette partie. Elles sont surtout à craindre quand la garniture du surfaix est complétement aplatie, et plus encore si les ordonnances y adaptent des étriers maintenus par des anneaux, afin de pouvoir monter plus commodément les chevaux en couverte.

Le surfaix anglais ou à faux panneaux, employé pour relever la selle, décharger l'avant-main et laisser aux épaules toute leur liberté, en reportant le poids du cavalier en arrière, blesse souvent au sommet du dos le cheval bas du devant.

Les selles d'imitation, fabriquées autrefois par les cavaliers de remonte avec de la mauvaise toile et de la paille, cousues à un surfaix auquel se trouvaient suspendues des espèces d'étrivières en corde avec étriers en bois, déterminaient souvent aussi des blessures au garrot.

3° Lorsque les frottements, exercés dans toutes les occasions signalées, se prolongent sur l'une ou l'autre des trois régions atteintes (et ce résultat vient ordinairement, en route, du grand soin que mettent les hommes à cacher la blessure de leurs chevaux pour n'être pas démontés), cela devient presque toujours la source du mal le plus grave.

En résumé, les causes les plus ordinaires des blessures du garrot, du dos et des lombes viennent de l'application du harnachement. Le garrot bas, le dos ensellé, le rein saillant ou creux, y sont les plus exposés. La mauvaise adaptation de la selle, son excès ou son défaut de longueur, sa boucle ou sa longe de croupière, son manque de liberté de garrot, la saillie des bandes de fer sur l'arçon, les panneaux trop durs, mal garnis, l'insuffisance de crin, les arçons cassés sans qu'on le sache, le peu d'adresse ou d'attention des hommes à paqueter, à seller, à sangler, à se tenir à cheval, font naître divers accidents dont la gravité peut prendre les caractères les plus sérieux, si les cavaliers cachent le mal déjà produit et si l'influence de la cause déterminante se prolonge.

Symptômes.

—

Le mal peut, sous l'influence des causes que nous venons de signaler, survenir à l'une des trois régions qui sont toutes également exposées aux mêmes accidents. Les formes variées sous lesquelles il se présente ont la plus grande analogie entre elles, puisque le garrot, le dos et les lombes se trouvent dans des conditions à peu près identiques d'organisation, de position relative au plan médian et supérieur du corps.

En donnant les caractères distinctifs des principales formes que prend le mal, nous n'aurons qu'à indiquer les petites différences qui dépendent de son siége.

C'est presque toujours une *tumeur* ou une *plaie*; souvent la tuméfaction et la solution de continuité existent en même temps.

LA TUMEUR EST CONSTITUÉE PAR DES
- œdème { avec boutons ou furoncles. / avec ou sans excoriations.
- collection séro-sanguine.
- kyste chaud ou froid.
- induration ou ossification.
- abcès chaud ou froid.

LA PLAIE VIENT DES..............
- excoriations répétées.
- cors avec ou sans collection de pus.
- abcès chaud ou froid.
- opérations rationnelles ou contre-indiquées.

1° Le mal du garrot n'est souvent qu'une petite tumeur *œdémateuse*, molle, gardant l'impression du doigt, plus ou moins répandue ou avec un contour bien marqué, tumeur résultant de l'infiltration du tissu cellulaire sous-cutané et de l'épaississement de la peau elle-même.

La surface de celle-ci peut être intacte ou fendillée, gercée, plissée, excoriée, sèche, avec solution de continuité superficielle. Elle est souvent humide et couverte de concrétions résultant d'un suintement dans les poils, en partie ébouriffés, en partie tombés; ces derniers cas se produisent assez fréquemment en hiver.

Sur les reins, la partie tuméfiée est souvent d'un rouge vif, chaude et humectée de sérosité à l'endroit des frottements de la longe de croupière, de sa boucle ou des pointes de la selle. D'autres fois, la peau laisse voir au même endroit un ou plusieurs petits boutons.

La sensibilité des blessés est plus ou moins grande : quelques-uns ne veulent pas du tout se laisser seller ni toucher; d'autres, au contraire, manifestent, d'une manière très-évidente, le plaisir que leur causent de légers frottements de la main sur la partie affectée. Dans le second cas, le mal est venu lentement ou se trouve déjà un peu ancien, tandis que dans le premier son apparition s'est faite du jour au lendemain, au retour d'une seule course ou après la première étape.

Le volume de la tumeur, parfois assez considérable, égale celui d'une grosse pomme ou le dépasse en quelques heures. Sa base est large, sans fluctuation. Il en part des lymphatiques plus ou moins bien dessinés.

Le principal produit morbide est de la sérosité citrine épanchée dans les mailles de la peau et dans celles du tissu cellulaire sous-jacent. La peau peut être intacte ou être atteinte de dartres, d'érysipèle, de petits furoncles.

2° Quelquefois, en un seul jour aussi et surtout au garrot, la tumeur *séro-sanguine* se montre très-volumineuse, plus ou moins répandue, spontanément développée, avec de l'empâtement et de la douleur. La peau est intacte ou légèrement intéressée, un peu épaissie sur la partie saillante ou la plus fortement comprimée de la région. On sent alors nettement avec la main que celle-ci se trouve séparée des tissus plus profonds par une collection de liquide. La fluctuation, évidente partout, est cependant, en quelques endroits, moins facile à percevoir.

Le produit épanché est de la sérosité sanguinolente, unie à des caillots fibrineux flottants. Ce produit se montre en tout semblable à celui qui sort des tumeurs nées presque subitement au poitrail, au grasset et à l'épaule par l'effet de violences extérieures (coups de pied), qui ont déterminé des déchirures et des décollements.

Le mal, dont la chaleur et la douleur sont modérées, continue à grossir après que l'animal a été soustrait à la cause déterminante. Il s'accompagne d'un œdème dont le contour s'agrandit, couvre les deux côtés du corps, descend aux parties déclives, aux coudes et même aux membres antérieurs. C'est quelquefois une tuméfaction extraordinaire qui fait ressembler le cheval à un véritable chameau et le met presque dans l'impossibilité de marcher.

Ainsi, la collection séro-sanguine se reconnaît à une bosse de volume variable qui se produit brusquement, s'accompagne toujours d'œdème et laisse percevoir la fluctuation sur presque tous les points.

3° La tumeur, qui prend le nom de *kyste* (κυστις, vessie), est une poche en partie remplie de liquide ; elle ressemble beaucoup à la tumeur précédente. Comme elle, un peu chaude et douloureuse à son début, elle contient de la sérosité dont la couleur est peu différente. Seulement, pour ce dernier cas, l'épanchement s'est fait d'une manière lente dans le tissu cellulaire, sans meurtrissure et sans déchirure de vaisseau.

Le tissu cellulaire, après la rupture successive de ses mailles, gorgées de liquide et mises en communication directe, est devenu lisse, poli, plus ou moins épaissi, selon l'ancienneté des causes productrices, et il a pris tout à fait les caractères des membranes séreuses.

La peau, assez régulièrement désunie sur l'une des trois régions, est ordinairement sans lésion et moins tendue que dans le cas qui précède. C'est pourquoi il faut appuyer la main sur le centre de la tumeur pour bien reconnaître les limites du décollement. Si le mal n'est constaté qu'au bout d'un certain temps de son existence, on trouve le kyste tout à fait indolent.

Son volume, très-variable aussi, ne s'accroît plus quand les causes ont cessé, mais il peut, au garrot, dépasser la grosseur de la tête d'un enfant, en s'étendant à droite et à gauche de la région. D'autres fois il ne constitue qu'une petite ampoule au sommet du garrot, ou sur le dos à l'endroit où porte le surfaix de sangle destiné à maintenir la couverte. Sur le rein, il ressemble à une petite bourse plate susceptible de loger tout au plus une pièce de 5 francs.

En somme, le kyste est toujours sans œdème à sa base ni au-dessous de lui. La peau décollée, ordinairement intacte à l'extérieur, ne se trouve ni indurée, ni épaissie. Le contour du mal est bien déterminé et se dessine par la pression qu'on peut exercer sur lui sans douleur. Le produit morbide principal consiste dans la sérosité jaunâtre. Mais le tissu cellulaire se trouve plus ou moins modifié à la surface exhalante de la membrane séreuse accidentellement formée et quelquefois aussi à celle qui la maintient en adhérence avec les tissus. On peut dire que le garrot est le siége de prédilection du kyste.

4° La saillie, constituée par une *induration*, se voit plus particulièrement sur le rein, très-près de la colonne vertébrale. Elle est presque toujours consécutive aux petits kystes plusieurs fois renouvelés sur cette région et dont la résolution demeure imparfaite par suite de l'épaississement de la membrane qui en forme le sac.

Les caractères du mal sont ceux d'une tumeur circonscrite, du volume d'une petite noix aplatie. La partie malade est souvent dépourvue de poils, froide, dure, presque indolente, parfois un peu mobile sur l'apophyse épineuse à laquelle elle est plus ou moins unie.

L'induration, qui se remarque au garrot, a un volume plus considérable que la précédente. Celle-ci se montre ou s'accuse ordinairement au milieu d'une tumeur œdémateuse assez forte, après la résorption lente de l'épanchement séreux, et constitue un tissu résistant qui reste attaché au ligament des apophyses épineuses. Elle peut sortir aussi de l'empâtement prolongé du garrot, sous forme de bosses qui se dégagent de l'infiltration, et adhèrent, par une base ordinairement beaucoup plus large, au tissu fibro-cartilagineux de quelques apophyses.

Cette forme du mal, qu'elle soit consécutive à l'œdème, à la collection séro-sanguine ou au kyste, n'en a pas moins de gravité par sa persistance dans des régions constamment exposées aux frottements. Car, infailliblement, elle devient le siége d'atteintes nouvelles qui mettent à chaque instant le cheval hors de service pour blessure. L'existence d'une seule de ces petites indurations sur le rein du meilleur cheval de selle détermine souvent son passage au trait.

Le produit de la maladie est ici un tissu de formation nouvelle, fibreux ou cartilagineux, susceptible de s'accroître, de s'ossifier même, et dont la fonte est toujours très-lente.

Le peu de sensibilité de la tumeur, sa dureté et sa ténacité en sont les trois caractères saillants.

5° La tumeur *phlegmoneuse*, très-sensible au toucher, empâtée et dure surtout à sa circonférence, vient particulièrement sur le garrot gras. Cette circonstance fait que le mal n'est presque jamais reconnu au début. Comme la peau est sans trace de lésion et la base du mal très-large, malgré la sensibilité de la partie affectée, le blessé continue à marcher longtemps encore avec sa selle, avant de nous être amené à la visite.

La tumeur, plus ou moins chaude et douloureuse, reste plusieurs jours sans augmenter et sans diminuer de volume. Puis on voit un œdème sous le ventre ou sous le thorax, qui annonce la formation certaine de l'abcès. Sa base continue à être dure et la fluctuation vague, difficile à percevoir à cause de la tension de la région et surtout à cause de la profondeur du dépôt produit par l'inflammation suppurative qui écarte les tissus. Bientôt on perçoit plus nettement la présence du liquide, et la peau finit par s'amincir comme dans le cas où la collection est superficielle. Sa couleur devient plus rouge au sommet du point fluctuant et sa résistance presque nulle. Enfin l'ulcération a lieu et laisse au pus une ouverture par laquelle il se fait jour.

Les caractères de la matière, qu'il faut toujours consulter, varient beaucoup. Elle est ordinairement d'un blanc jaunâtre, liquide ou un peu épaisse, parfois odorante et mêlée à quelques parcelles fibreuses. Assez souvent aussi le pus est séreux, roussâtre, grumeleux, et il entraîne avec lui des débris albumineux ou quelques mailles détachées du tissu cellulaire. Il sort avec des stries de sang quand le bistouri a provoqué son écoulement.

Ce mal est toujours grave, mais il est d'autant plus inquiétant que la collection purulente est plus grosse et plus profonde. La douleur vive, l'empâtement et la dureté à la base de la tumeur, l'œdème aux parties déclives, la fluctuation plus ou moins lente, parfois difficile à percevoir, sont les caractères distinctifs de l'abcès.

6° Les régions qui ont été rougies ou légèrement *excoriées* par la selle, lorsque les circonstances ne permettent pas de les soustraire aux frottements, ne tardent pas à se couvrir de plaies véritables. Bientôt celles-ci intéressent assez fortement le corps muqueux de la peau et forment des plaques suppurantes d'une plus ou moins grande étendue. Leur surface, un peu vive et marquée de rougeurs, se montre assez unie, plus ou moins saillante. Elles n'ont ni gros bourgeon, ni fistule, ni cercle de cicatrice, ni adhérence avec les tissus sous-jacents.

7° *Le cor*, qui vient plus particulièrement au bord supérieur de l'encolure, sous la pression du collier, se remarque pourtant aussi sur les côtés du garrot, du rein, sur le milieu du dos et sur les côtes. Il consiste dans la mortification d'une partie de peau assez bien circonscrite, par suite de l'oblitération de ses vaisseaux sous une pression assez forte et prolongée.

a. On le reconnaît tardivement à la sensibilité de la région malade. La peau, dans une étendue limitée, est sèche, parfois ridée, dure, un peu déprimée, ou moins saillante que les parties circonvoisines. Cette portion, mortifiée, parcheminée, peut s'éliminer lentement et presque sans suppuration, en se détachant par la circonférence, ainsi que cela a souvent lieu sur le dos, à l'endroit où s'exerce la pression du surfaix de sangle. Alors on ne voit, après la chute du cor superficiel, qu'une cicatrice rosée, dépourvue de poils, sans saillie ni dépression.

Quand le cor intéresse toute l'épaisseur de la peau et même les tissus sous-jacents, un sillon rougeâtre, plus ou moins profond, ne tarde pas à se creuser autour de la partie frappée de mortification. Bientôt celle-ci se trouve isolée des parties vivantes par le décollement qui s'opère de la circonférence au centre, où elle a le plus d'épaisseur et plus de difficulté à se détacher. Ce résultat de l'inflammation éliminatrice une fois obtenu, il reste à la place de l'eschare une trouée à bords droits, assez profonde, plus ou moins large, tout à fait proportionnée à l'étendue des tissus cutané, cellulaire et musculaire sous-jacents qui se sont détachés.

b. Presque toujours le cor est accompagné, au garrot et sur le dos, de collection séro-sanguine ou séro-purulente. S'il existe sur la première région, à droite, à gauche ou même des deux côtés, il tient alors à une tumeur fluctuante qui hâtera son élimination en augmentant toujours beaucoup la gravité de la blessure. Cette tumeur offre d'abord tous les caractères du kyste chaud ou de la collection séro-sanguine. Elle n'est pas très-douloureuse et n'a quelquefois ni infiltration, ni empâtement à la base. Puis, au bout de quelques jours, il s'opère entre la peau et la partie mortifiée une désunion partielle par laquelle s'échappe de la sérosité mêlée de petits dépôts albumineux, ou une matière purulente mal formée.

c. Le cor, quelquefois très-circonscrit, conserve ses caractères propres et s'accompagne brusquement d'une tuméfaction œdémateuse *très-considérable*. Celle-ci est rendue plus alarmante encore par l'apparition de vaisseaux lymphatiques qui se dirigent à droite et à gauche, en avant et en arrière, en serpentant du côté de l'aine ou de l'entrée de la poitrine. La tumeur dure, tout à fait empâtée à la base, très-douloureuse au toucher, gêne beaucoup la marche du blessé. Au moment où la fluctuation devient évidente sous la portion de peau morte et déprimée, l'œdème a descendu et l'engorgement s'est affaissé autour du point malade. Le dégorgement des parties s'achève presque aussitôt après la sortie d'un pus louable, qui, en soulevant l'eschare, a mis à découvert une plaie très-limitée, mais assez profonde.

Marche et durée.

1° La marche des tumeurs œdémateuses est assez rapide : ce faible degré du mal ne met que quelques jours à se dissiper, quoiqu'il ait acquis parfois un certain développement. S'il résulte de causes réitérées, la peau garde un peu d'induration. En cas de maladie cutanée, les traces de dartres persistent. Quand la blessure a été produite en une fois par la selle et s'est manifestée aussitôt après son enlèvement, la fonte peut être prompte et complète, sans qu'il en résulte la moindre marque à la peau. En cas d'érysipèle, la peau en devenant indolente s'est recouverte, sur une certaine étendue, d'une couche d'épiderme parcheminé. Au moment où celui-ci tombe, elle a recouvré tous ses caractères primitifs et sa parfaite intégrité. Les boutons se sont fondus et le dégorgement retardé par les furoncles s'opère aussitôt après la sortie des petits bourbillons, quand il ne vient pas de bourgeons charnus à leur place.

2° Les collections séro-sanguines, après une augmentation de volume dans les premiers jours qui suivent celui de l'accident, sont d'ordinaire assez promptes à se résoudre. Quelques-unes pourtant ne se dépriment qu'avec difficulté et demandent trois semaines ou un mois pour disparaître. Mais la chose se fait assez vite aussitôt que le travail de résorption a commencé. Si ce dernier n'est pas complet, la tuméfaction qui persiste acquiert alors une certaine dureté, car la sérosité s'est en partie résorbée et en partie infiltrée dans le tissu cellulaire des régions inférieures.

3° Le kyste peut, au garrot, acquérir un volume énorme et, sans grossir beaucoup, être accompagné d'un épaississement de la peau ou de la membrane séreuse qui en forme le sac avec ou sans cloison. Sa persistance est ordinairement assez longue, quand on ne lui oppose aucun traitement. Lorsque la résorption du liquide a eu lieu, après quinze jours ou un mois de médication, si le kyste était déjà ancien, la peau reste plissée ou bien le tissu cellulaire conserve un peu d'induration. Sur le rein, la durée du kyste est bien plus longue. Il y demeure volontiers sous la forme d'un petit noyau mobile, formé d'une coque fibreuse très-réduite, dans laquelle est contenue une matière épaisse, jaunâtre, pierreuse qui ne disparaît jamais complétement.

4° L'induration, dont la marche est toujours tardive, susceptible de se prolonger beaucoup sans augmenter de volume, peut aussi se résoudre. Ce travail se fait avec une lenteur extrême et presque toujours d'une façon incomplète. Le tissu fibreux persiste et l'induration, qui ne conserve qu'un peu de sensibilité, devient parfois le siége de dépôts de sels calcaires. Ceux-ci forment des ossifications partielles en continuité avec les apophyses épineuses et sont d'une réduction très-difficile, surtout sur le rein.

5° La tumeur phlegmoneuse met plus ou moins de temps à s'abcéder, selon la profondeur du centre d'inflammation suppurative. Mais sa maturation dépend beaucoup aussi du degré d'irritabilité et du tempérament du sujet qui la porte. Elle est ordinairement lente sur les chevaux mous et lymphatiques. Sa résolution, quoique à la vérité très-rare, peut cependant s'opérer, de sorte que l'inflammation disparait avec tous les produits morbides au moment où la tumeur se fond.

Après l'écoulement du pus provoqué ou spontané, la plaie plus ou moins bourgeonneuse tend à se refermer. L'engorgement de la région se dissipe peu à peu, la sécrétion se ralentit graduellement. Au bout de huit à dix jours, les chairs se sont en partie recollées à l'intérieur et à l'extérieur. Mais il peut arriver aussi qu'une nouvelle collection se forme dans l'ancien foyer. La suppuration recommence et choisit son point d'ulcération plus bas. D'autres fois c'est une poche voisine qui déverse ses produits dans le premier canal. Enfin, sur certains sujets, l'abcès qui a fourni un pus séreux, mal formé, tenant des flocons en suspension, ne montre qu'une faible tendance à se fermer. A la vérité la sécrétion s'est presque tarie, mais la plaie quoique réduite reste entourée d'une forte induration. Et le mal devient difficile à cicatriser et à résoudre, en admettant que la région affectée n'éprouve pas de modifications plus fâcheuses.

Dans quelques cas, l'obstacle à la cicatrisation de la plaie vient de la formation d'une fausse muqueuse, plus ou moins épaisse, qui résulte de la condensation du tissu cellulo-vasculaire et s'est produite par les frottements. On la reconnait à l'abondance de la sécrétion d'un pus filant, blanchâtre, et il est facile de s'assurer qu'elle existe en constatant la persistance du décollement.

Cette forme assez variée de la maladie chirurgicale, qui siége principalement au garrot, est toujours des plus graves. Sa résolution est très-rare, sa marche parfois bien lente à cause des divers produits à éliminer. La cicatrisation de la plaie se fait difficilement et les conséquences du mal peuvent devenir funestes.

6° Les plaies superficielles qui n'ont de gravité qu'en raison de leur étendue et du degré d'inflammation de la peau, s'entretiennent à la façon d'un vésicatoire suppurant, par l'effet prolongé de l'influence irritante. Elles se dépriment, tendent généralement à se cicatriser et à se sécher d'elles-mêmes, aussitôt que les frottements ont cessé.

7° Le cor venu sans tumeur, malgré son élimination tardive, ne donne pas beaucoup d'inquiétude, s'il ne comprend surtout, comme cela a lieu d'ordinaire, que la peau, les tissus cellulaire et musculaire sous-cutanés. La partie mortifiée laisse, à l'endroit de sa chute, une plaie bourgeonneuse qui s'élève, se concentre et doit, sans autre suite, au bout d'un temps variable selon l'étendue de la mortification, se couvrir d'une membrane de cicatrice.

Lorsque le cor est assis sur une tumeur séro-sanguine ou sur un petit abcès, les phénomènes morbides se passent d'une manière un peu différente. Après l'affaissement qui résulte de la sortie du liquide opérée par un des points du contour du cor en train de faire sa chute, on constate sous lui, dans le premier cas, une plaie blanchâtre avec des aspérités provenant de déchirures, sans trace de bourgeonnement ni tendance un peu marquée à la suppuration. C'est encore, après dix ou douze jours de date de l'existence de la tumeur, un liquide séreux, jaunâtre, avec quelques grumeaux, qui va devenir de plus en plus épais et abondant. Après le détachement complet du cor, il n'y a de visible qu'une partie de la solution de continuité, car la peau s'est abaissée sur toute la circonférence du trou et elle masque la plus grande étendue du décollement. A ce moment l'aspect de la plaie peut changer par suite du déchirement d'une couche celluleuse. Le ligament cervico-dorsal se trouve quelquefois mis à nu, du jour au lendemain, avec sa couleur blanchâtre et ses autres caractères. Mais, le plus souvent encore, ce résultat produit d'emblée se découvre au moment même de la chute du cor qui a mortifié les tissus jusqu'au ligament.

En constatant le mal à ce degré, nous lui trouvons tous les caractères d'une vraie plaie contuse : des tissus violemment séparés, qui se montrent en lambeaux, et des ligaments plus solides mis à découvert. La durée de cette sorte de blessure, longue ordinairement, varie cependant avec l'étendue de la peau mortifiée, et surtout aussi avec la profondeur des atteintes du corps vulnérant. Il se peut que les tissus blancs doués d'une faible vitalité, mis tout à fait à jour sans avoir été intéressés, se recouvrent de bourgeons et se ressoudent avec les chairs qui les embrassent. Mais la chose est beaucoup plus sûre, quand le tissu cellulaire seul forme le fond de la plaie.

Après la chute du cor qui surmonte l'abcès, on constate une petite ouverture en entonnoir avec des stries jaunâtres et quelques filaments. Le bourgeonnement rougit bientôt partout, se régularise pour sécréter une matière bien formée, sans odeur et d'un très-bon augure.

Si la plaie qui résulte de cette espèce de blessure marche vers le bien, la sécrétion, toujours un peu séreuse au moment de la sortie, parfois bulleuse, s'épaissit, devient très-abondante les jours qui suivent. L'inflammation fait doubler l'engorgement des parties décollées par la collection séro-sanguine. Pour l'abcès chaud, c'est tout à fait l'opposé, le contour des parties malades continue à s'affaisser régulièrement après l'écoulement de la matière purulente. Au bout de huit à dix jours, la plaie s'est rougie, nivelée et se concentre déjà. Mais la cicatrisation complète ne pourra être opérée qu'après un ou deux mois, selon l'étendue de la partie de peau mortifiée, si elle dépasse le contour d'une pièce de cinq francs. Cette longue durée et les suites fâcheuses que peut avoir la forme du mal dont il s'agit nous donnent une juste idée de sa haute gravité.

Terminaison.

La résolution plus ou moins complète, après un temps variable, assez court, termine ordinairement le mal qui se produit sous forme de tumeurs œdémateuses, séro-sanguinolentes ou séreuses. L'induration met plus de temps à se résoudre. Les abcès, les cors, qui s'accompagnent presque toujours de plaies, de mortification, de suppuration, ont une lenteur proportionnée à leur profondeur et surtout à leur étendue. Outre qu'ils sont beaucoup moins faciles à guérir, ces derniers cas peuvent encore donner lieu aux complications les plus graves.

Accidents ou complications.

—

I. — CARIE.

Mal de garrot, de dos ou de rognon proprement dit.

La carie des tissus fibreux, cartilagineux et osseux est l'accident qui arrive le plus fréquemment à la suite des blessures que nous venons de passer en revue.

Elle vient de l'intensité des causes vulnérantes, de leur influence prolongée ou souvent renouvelée. Parfois aussi elle semble un peu dépendre du tempérament des animaux blessés. Mais le plus généralement on l'attribue à l'action macérante du pus contrarié dans son écoulement.

C'est assez ordinairement dans les cas de plaie ou de solution de continuité sur les trois régions, quelle qu'en ait été la cause, que nous constatons la carie qui doit encore être attribuée à des sondages intempestifs et à une fausse application du traitement.

L'abcès et le cor avec collection séro-sanguinolente ou purulente entraînent le plus ordinairement cette complication, vraiment grave et dangereuse.

Nous avons déjà dit, en parlant des espèces de blessures les plus sujettes à cet accident, qu'on doit toujours redouter la carie, toutes les fois que les phénomènes morbides sont très-prononcés ou la marche de la lésion irrégulière, sans pouvoir cependant affirmer son existence présente, ni prédire sa venue plus ou moins prochaine. Mais si le mal que nous sommes appelés à constater existe déjà depuis un certain temps (ce qui est assez rare pour les chevaux des corps de troupe), les traces de la blessure et celles du traitement subi nous renseignent d'une manière assez complète.

Quand il y a solution de continuité un peu ancienne, qu'elle soit primitive ou consécutive, il devient facile de reconnaître s'il y a carie, et l'on peut se prononcer positivement à ce sujet d'après les caractères suivants :

1° La plaie, plus ou moins étendue et régulière, est inégale ou désunie, et la sécrétion du pus ne se trouve pas en rapport avec sa surface apparente ;

2° L'engorgement de la région lésée est dur, assez étendu, un peu douloureux ;

3° Une traînée de matière plus ou moins concrétée se trouve au-dessous du mal, d'un ou des deux côtés de la colonne vertébrale ; le trajet du pus est marqué aussi à la peau par des dépilations et par des érosions nées de l'âcreté des produits morbides ;

4° Le pus, outre son abondance, lorsqu'il est muqueux, huileux, bulleux, terreux, grisâtre, filant, roussâtre, parfois chargé de parcelles fibreuses, cartilagineuses ou osseuses, a une odeur caractéristique de la carie qui rend le diagnostic certain ;

5° Les fistules, en nombre variable, au canal plus ou moins étroit, permettent l'introduction du doigt ou de la sonde, à l'endroit d'un bourgeon souvent plus élevé que les autres, assez mou, saignant au moindre contact ; et il n'est pas difficile de sentir, à l'aide des moyens indiqués, la partie plus ou moins profonde, atteinte de carie ;

6° La résistance, les rugosités, les filaments flottants du tissu fibreux mis à découvert, la couleur jaune grisâtre ou bleuâtre que l'on peut voir à la partie qui s'élimine, son ébranlement sur sa base, ordinairement plus profonde au centre de l'apophyse, sont des caractères infaillibles.

La marche de cette complication est toujours extrêmement lente : le pus, gêné dans sa sortie, entretient la macération des tissus fibreux et cartilagineux en voie d'exfoliation. Le mal peut gagner les apophyses, qui se carient successivement et se raccourcissent. Il s'étend aussi en arrière et plus souvent en avant. C'est en vain que les parties extérieures de la blessure font tous leurs efforts pour la cicatrisation. La plaie par ce travail peut se rétrécir, s'entourer même d'une auréole blanche. Les tissus profonds peu vivants continuent à se carier. La fistule persiste pour l'élimination des produits morbides, et la membrane qui la forme sur tout son trajet s'épaissit avec le temps et devient presque fibro-muqueuse.

La durée du mal n'est pas facile à déterminer ; mais elle peut se compter par mois entiers, deux, trois, quatre, cinq, six, sans autres accidents que des exfoliations successives, jusqu'à ce qu'enfin, à l'endroit marqué de rouge de la dernière exfoliation régulière, le tissu bourgeonne, se soude avec les parties voisines et accomplisse le travail de cicatrisation.

Le cas le plus heureux, du reste encore assez fréquent, est celui d'une seule exfoliation. La guérison ne demande guère alors que six semaines ou deux mois, si la perte de peau qui résulte de l'ulcération ou de la mortification n'a pas été trop considérable.

Il arrive parfois qu'après la fin de la carie une fistule persiste. Cela peut tenir soit à l'arrêt que subit une partie exfoliée en suivant son trajet, soit encore aux caractères de fausse muqueuse qu'a pris avec le temps la membrane pyogénique, doublée d'un tissu presque fibreux. Dans les deux cas, l'engorgement est bien diminué, il n'y a presque plus de sécrétion et l'ouverture extérieure de la fistule se trouve comme rentrée dans le canal. Parfois aussi elle se ferme pour se rouvrir au bout d'un certain temps et donner issue à un dernier reste de produits morbides, avant de se cicatriser d'une manière définitive.

Lorsque le mal de garrot, de dos ou de rein a été de longue durée, l'engorgement qui l'accompagnait sur ces régions, persiste avec sa dureté, même après la cicatrisation complète. Il constitue alors une induration véritable, encore longtemps sensible et des plus difficiles à résoudre.

Il n'est pas rare de voir, dans les mêmes circonstances, se produire des végétations osseuses, plus ou moins prononcées, par suite de l'inflammation du périoste. Elles forment alors à l'extrémité des apophyses des protubérances très-résistantes, de la grosseur d'un petit œuf. Ces dernières surtout peuvent être regardées comme une complication réelle, d'autant plus malheureuse qu'elles rendent le cheval de selle complétement impropre à son service.

D'autres fois enfin ce sont des cicatrices noueuses, par suite du renouvellement des blessures souvent déchirées ou contrariées par les frottements dans leur travail de réparation.

Enfin il y a aussi des dépressions ou des enfoncements résultant de pertes de substances charnue et osseuse qui rendent le cheval bien plus sujet à se blesser sur des régions déformées ou couvertes de cicatrices.

Dans quelques occasions, sous les influences que nous avons déjà signalées, la matière purulente suit la déclivité, descend, s'infiltre lentement entre les tissus mous, quelquefois même entre les omoplates pour aller former des clapiers, des dépôts en avant de l'épaule ou sur les côtés, en faisant des ravages plus ou moins considérables. Ces dépôts, toujours dangereux à atteindre et difficiles à réparer sur des sujets qui s'épuisent, peuvent avoir des suites extrêmement fâcheuses et constituent un mal à peu près incurable.

En résumé, la plaie fistuleuse avec engorgement dur, le pus relativement abondant, sa nature filante, les débris odorants qu'il entraine, les exfoliations apparentes ou perceptibles caractérisent nettement la carie. Sa marche est souvent continue ; il faut des mois pour la guérir. Ses suites sont des fistules persistantes, des abcès par congestion, des tumeurs indurées, des tares osseuses, des cicatrices irrégulières et l'épuisement.

Nous verrons bientôt que deux autres complications très-sérieuses dépendent surtout de la carie et de quelques méthodes de traitement qui lui ont été et lui sont encore appliquées.

Traitement.

—

Les *indications* à remplir sont les suivantes :

1° Prévenir les blessures de toute sorte qui peuvent avoir lieu au garrot, sur le dos et les lombes, car leurs suites, difficiles à prévoir, sont trop souvent malheureuses.

2° Mettre, le plus promptement possible, un terme aux causes qui les déterminent ; c'est le moyen certain de les empêcher de s'aggraver.

3° Éviter, en règle générale, les solutions de continuité pour toutes les tumeurs, en épuisant les astringents, les fondants et les maturatifs.

4° Donner écoulement au pus bien formé et préserver de son contact les tissus qui le craignent, sans grossir la source des produits morbides susceptibles de s'altérer.

5° Cicatriser les plaies, en facilitant le travail naturel de réparation, sans employer les moyens qui torturent le patient, le débilitent et retardent ou compliquent la blessure, au lieu de la conduire promptement à bonne fin.

6° Se tenir en garde contre l'épuisement et bien juger des ressources du blessé, soutenir ses forces au besoin et parer ainsi aux accidents très-graves dont son économie peut être atteinte.

7° Écarter le sujet dont la plaie suppurante se prolonge au-delà de quatre ou cinq mois, surtout quand il est affaibli, d'une constitution un peu défectueuse, déjà vieux ou de médiocre qualité.

Les moyens *préservatifs* se déduisent naturellement de toutes les causes qui déterminent les maladies chirurgicales et de la connaissance acquise des circonstances dans lesquelles se fait leur manifestation.

Plusieurs des principales causes, depuis longtemps reconnues, sont en grande partie annihilées par les mesures administratives prises dans tous les corps de troupe. Celles-ci consistent à ajuster le harnachement avec le plus grand soin, à habituer les hommes à paqueter et à seller, à conduire aux promenades journalières les chevaux sellés et à exécuter des marches militaires avec le paquetage complet.

D'autres règles sont encore prescrites, un peu avant le départ et pendant les routes, pour obvier plus spécialement aux accidents qui peuvent survenir, et en tout cas pour ne pas leur laisser le temps de s'aggraver.

Les panneaux aplatis par un usage fréquent ou durcis par leur ancienneté doivent toujours être rebattus avant la mise en route.

Comme le manque de liberté ou d'ouverture de la selle et le peu de proéminence du garrot s'opposent à la répartition du poids du cavalier et du paquetage sur les régions inférieures, pour rendre la compression moins forte en haut et de chaque côté, il faut amincir le bord supérieur des panneaux, les regarnir en bas et faire en sorte que l'ensemble ait une certaine courbure qui s'accorde avec celle de la colonne vertébrale.

Les selles destinées aux chevaux bas du devant et à garrot gras doivent être mieux garnies à la partie antérieure, avoir des panneaux plus écartés, et surtout se montrer suffisamment ouvertes.

Il faut aussi augmenter la liberté du côté des pointes pour les animaux dont l'échine est saillante et pratiquer des espèces d'échancrures, vulgairement appelées *fontaines*, sur le bord de l'un ou des deux panneaux, quand le rein a déjà été blessé.

La selle du dernier modèle, qui semble réunir les meilleures conditions, n'est pas encore parfaite. Pour chercher à prévenir les petites blessures, en assez grand nombre, qui se sont produites sur les côtés, aux dernières routes, il faudrait peut-être :

1° Ajouter 4 ou 500 grammes de paille à la garniture, sans diminuer la quantité de crin des panneaux; car la première substance les affermit mieux, tout en leur donnant une certaine élasticité.

2° Élargir les panneaux pour qu'ils descendent un peu

plus bas, surtout en avant, à l'endroit même où se produisent les blessures, et avancer également le faux quartier sous le double sanglon dans le but aussi de les éviter.

3° Changer le mode d'attache du crampon de dragonne : ses deux clous courbés en travers de la bande de garrot et quelquefois croisés l'un sur l'autre, rendent plus grave la blessure du garrot, quand par accident son sommet arrive jusque-là.

En marche, les hommes doivent autant que possible, s'ils sont au pas, conserver leur distance, sans jamais chercher à la regagner par le trot. Il leur est rigoureusement interdit de mettre pied à terre, à d'autres moments que ceux qui sont indiqués par les sonneries.

Le cavalier qui dort ou a un peu trop bu est condamné à conduire son cheval par la bride.

La première halte sert principalement à *ressangler* les chevaux et à rajuster le paquetage. Il importe de veiller à ce que les hommes fassent la chose comme elle doit se faire, au lieu de ne resserrer que le surfaix.

Par pure précaution, on met quelquefois en croix sur les pointes de la selle une petite traverse en bois, dans le but de soutenir la boucle de la fourche de croupière qui blesse si souvent les chevaux sur le rein.

Malgré tous les soins que l'on peut prendre, il arrive toujours quelques blessures légères en route, surtout quand le harnachement neuf ou nouvellement adapté n'est pas encore fait aux régions qui le supportent. Nous ne devons donc pas nous étonner ni surtout nous inquiéter trop des petites excoriations qui se produisent, aux premières étapes comme aux plus longues, quand on voyage avec des recrues, par les fortes chaleurs ou par les mauvais temps.

La surveillance, en s'exerçant partout et de préférence sur les trois régions indiquées, devra porter plus spécialement encore sur les chevaux les plus sujets aux accidents dont il s'agit.

Le cheval blessé doit toujours être amené au parc avec la selle, à la fin de chaque pansage du soir, pour y être visité et soigné sans retard. Selon le plus ou le moins de gravité de la blessure, le sujet est déchargé de sa selle ou la reprend avec et quelquefois sans couverte, après les modifications reconnues utiles par le vétérinaire et exécutées sous ses yeux, dans les panneaux.

Le bourrelier dégarnit aux endroits trop comprimés, exposés aux cors, adoucit le rembourrage, reporte le crin ou en ôte, fait des chambres ou fontaines qui correspondent aux régions excoriées ou contuses. Il raccourcit la fourchette de croupière, enlève cette dernière ou ajoute à la selle la petite traverse indiquée.

En règle générale, il vaut beaucoup mieux mettre au bagage le harnachement du cheval blessé à la colonne vertébrale, pour faire cesser tout frottement sur la région lésée, dans l'artillerie surtout où les voitures sont assez nombreuses.

Si c'est un cheval de trait, de porteur il devient sousverge; et ce changement de destination permet de guérir ses blessures, d'une manière très-prompte, tout en continuant à l'utiliser.

Le cheval de selle conduit nu ou en couverte n'est monté, pendant une partie de l'étape, que si cela peut se faire sans le moindre danger pour son mal.

Comme ce sont presque toujours les causes prolongées qui amènent la grave complication de carie, la menace de punitions sévères infligées aux hommes qui cacheraient le mal, la responsabilité donnée aux sous-officiers chargés de s'assurer eux-mêmes, à chaque pansage du soir, de l'état des régions indiquées, auront pour résultat de faire conduire à la visite, sans le moindre retard, tous les chevaux blessés, quel que soit le peu de sensibilité de la partie affectée ou le peu d'étendue de la lésion.

La part du vétérinaire n'est pas la moins importante pour aller au-devant des complications. Dans sa visite sanitaire générale qui a lieu au séjour, sous les yeux du chef de corps le plus ordinairement, il doit, en s'assurant de l'état des ganaches, ne pas négliger de passer la main sur le garrot, le dos et les lombes. C'est le seul moment où il lui soit possible de bien voir tous les chevaux; et rien n'est plus facile que de faire alors prendre note exacte des indisponibles, en signalant les sujets qui auraient de la tendance à se blesser pour qu'on les surveille davantage.

Pendant les deux semaines qui suivent l'arrivée du régiment dans la nouvelle garnison, il faut encore continuer l'exploration des régions précitées. Presque toujours on constate sur quelques chevaux de petites bourses séreuses, des cors plus ou moins étendus, qui avaient échappé à l'examen ou se sont depuis prononcés davantage et dont la cure peut être activée.

Quant à toutes les autres causes accidentelles, il suffit de les faire cesser : supprimer complétement, par exemple, les selles dites de remonte et interdire, une fois pour toutes aux ordonnances d'officier, l'usage du surfaix muni d'étrivières.

Dans le but de prévenir les blessures du surfaix de sangle sur le dos des chevaux malades qui doivent rester toujours couverts, nous maintenons la couverture avec un débri formant attache en avant du poitrail. Souvent encore nous faisons mettre entre la couverte et la sangle deux bottillons, assez rapprochés l'un de l'autre, de chaque côté de la colonne vertébrale.

Pour empêcher les chevaux de se blesser eux-mêmes, il est très-important de les débarrasser au plus tôt des dartres ou maladies cutanées qui ont leur siége au garrot. On doit aussi entretenir les parties voisines des blessures dans un parfait état de propreté, en coupant les poils assez loin, en graissant le pourtour de la plaie et en faisant à la peau des savonnages assez fréquents. Il faut en outre que les chevaux blessés soient attachés assez court, à deux longes, au râtelier ou à la mangeoire, et surveillés avec le plus grand soin, surtout vers la fin de la cicatrisation.

C'est ici le lieu de montrer l'utilité de poteaux solidement plantés dans une des écuries de l'infirmerie, en arrière des bat-flancs, auxquels on pourrait attacher les blessés, la queue tournée du côté de la mangeoire, pour les empêcher sûrement de se frotter. Cela manque presque partout et servirait sans doute encore dans beaucoup d'autres occasions.

En résumé, pour prévenir les blessures du garrot, du dos et des lombes, il faut s'appliquer à suivre tout ce qui est si sagement ordonné dans le service, touchant le harnachement, le paquetage, les promenades, les marches militaires et les routes. Pour échapper aux complications graves, le mal demande à être avoué, constaté tout de suite, aussitôt soustrait aux frottements. Et cela ne peut guère s'obtenir que lorsque tout le monde fait bien son devoir. Les selles des blessés sont mises aux bagages et modifiées rationnellement pour les chevaux qui peuvent continuer ou reprendre leur service. Les soins de propreté sont aussi indispensables autour des blessures. Enfin des surfaix garnis pour maintenir les couvertures des malades et des poteaux en arrière pour attacher les blessés seraient de la plus grande utilité à l'infirmerie des chevaux.

L'exposé que nous avons fait des phénomènes de réparation des blessures suivant le degré de vitalité des parties intéressées, la nature différente des produits morbides, les altérations qui surviennent dans les tissus et dans l'économie tout entière ont servi à déterminer le choix des moyens *thérapeutiques* que nous devons appliquer à chaque espèce, en suivant rigoureusement la troisième de nos indications : *Éviter de faire des plaies.*

1° En cas d'infiltration du garrot ou des autres régions, quels que soient le volume et la spontanéité d'apparition du mal, le traitement le meilleur est celui des réfrigérants ou des astringents, aidés de la compression. Cette dernière est ordinairement mise à profit en replaçant sur le dos tuméfié la selle qu'on allait enlever. En route on se sert encore très-volontiers de gazon humecté de vinaigre ou d'eau salée, d'une éponge imbibée d'eau blanche, le tout maintenu avec un surfaix, l'éponge constamment arrosée.

Les solutions de sulfate de fer, de cuivre, de zinc, d'alun sont des astringents plus puissants; et la poudre de Knaupp, dont on fait très-souvent usage, est un composé de plusieurs d'entre eux.

Tous ces moyens ont pour résultat d'effacer l'engorgement, de favoriser la résorption, sans attaquer le tissu cutané dont l'épiderme se parchemine quand il y a érysipèle. Il convient alors de graisser avec un peu d'axonge ou de suif la région indiquée, comme toutes celles où se trouvent de petits boutons et de légères excoriations sans gonflement, qui n'empêchent pas de remettre la selle.

Dans le cas où le mal résiste à l'action des astringents, d'autres phénomènes doivent se passer alors dans la partie affectée, et nous reviendrons plus loin sur le traitement.

2ª Lorsqu'à la suite d'une seule course ou au premier jour de route, la collection séro-sanguine s'est formée, les premiers moyens, utilisés à temps, peuvent aussi la faire disparaître au moins en partie. Le vésicatoire, qui vient après, a les plus grandes chances de la résoudre complétement. Si ce bon résultat n'est pas obtenu par l'effet d'une deuxième application, c'est que la lésion va revêtir les caractères de la tumeur indurée.

La ponction, dans ce cas, est contre-indiquée.

3ª La compression et les astringents sont encore le plus souvent suivis de succès, lorsqu'ils ont été mis en usage contre des kystes récents, peu volumineux et circonscrits, douloureux ou indolents. Mais quand ces tumeurs sont déjà anciennes, avec organisation intérieure acquise par l'oubli des soins qu'on aurait dû prendre dès leur début, il faut absolument recourir sans retard aux résolutifs et aux fondants.

L'inflammation produite par le vésicatoire sur la peau, bientôt toute couverte de vésicules remplies de sérosité, fait tendre la tumeur qui devient chaude, douloureuse, et comprime le liquide contenu dans la poche. Après ce premier effet les croûtes se sèchent, se resserrent, se durcissent, se détachent par un graissage, et la partie en se dégorgeant revient à son volume presque normal. De sorte que, en une douzaine de jours, la collection a disparu et le décollement a cessé.

Dans bien des cas le volume de la tumeur, une fois l'effet du vésicant passé, se trouve le même, et les impatients seraient tentés de la vider par la ponction. Jamais il ne faut pratiquer celle-ci, car, vers le huitième ou le dixième jour ordinairement, la résolution commence et la tumeur a diminué de moitié en très-peu de temps.

Par l'effet d'un second vésicatoire et mieux encore sous l'action répétée des frictions fondantes, faites avec la pommade de deuto-iodure de mercure, le travail commencé s'achève, et après trois semaines environ la résolution est complète. Il ne reste plus alors sur la région qu'un pli à la peau, qui est un peu épaissie comme le tissu cellulaire sous-jacent, auquel elle s'est entièrement ressoudée.

Lorsque le kyste est très-ancien (cas assez rare dans les régiments de cavalerie), si l'emploi des premiers moyens a été infructueux, il faut recourir au mélange de sublimé et de térébenthine, ou mieux à la cautérisation transcurrente en raies ou en pointes superficielles. On peut encore espérer voir le mal s'amoindrir par la résorption du liquide et par la réduction des autres produits morbides, au bout d'un temps plus ou moins long; mais il faut bien se garder d'y faire des plaies pénétrantes.

4° C'est encore le vésicatoire qui commence la série des moyens employés contre la tumeur indurée, quoiqu'il soit souvent appliqué sans succès. Aussitôt après la chute des croûtes, il faut, sans perdre de temps, faire, sur la peau bien préparée à les recevoir, des frictions de deuto-iodure de mercure ou d'iodure de potassium en approchant une pelle chaude de la partie malade. Les fondants ainsi employés pénètrent davantage et produisent constamment des effets mieux marqués. Le résultat de deux ou trois frictions est presque toujours un affaissement de la tumeur.

Après chaque chute d'épiderme, la saillie continue à diminuer.

Le moyen de compléter la guérison consiste alors à mettre sur le garrot et plus souvent encore sur les reins des pointes de feu superficielles couvrant entièrement les tumeurs indurées, qui finissent par se résoudre presque tout à fait.

5° Quand l'abcès se forme, nous ne sommes pas toujours bien sûrs de son existence. Mais en appliquant un vésicatoire sur les tumeurs froides ou chaudes, quelle qu'en soit la nature, nous devons par ce moyen obtenir un effet résolutif ou une inflammation plus prononcée des tissus. Dans le cas où l'effet du premier vésicatoire aurait été peu accentué, il faut en remettre un second qui réussira sans doute à fondre la tumeur, ou devra infailliblement activer la formation du pus dans son foyer, avancer le moment de l'ulcération et le travail du bourgeonnement.

En règle générale, aussitôt que l'abcès est bien formé, il importe de l'ouvrir le plus vite possible, afin de prévenir les ravages causés par le pus : les décollements, les dénudations, les caries et enfin les résorptions. Lorsque le sujet est débile et en médiocre état, de même que dans le cas où l'abcès est trop lent dans sa formation ou très-diffus, il faut encore se hâter de faire la ponction.

La ponction se fait avec le bistouri et avec le cautère. Dans le premier cas, et quand la fluctuation est évidente, elle s'effectue avec le bistouri droit, de dedans en dehors, ou avec le courbe de dehors en dedans, par une incision transversale. Celle-ci doit n'intéresser que les tissus superficiels et prendre une direction un peu oblique à la région, si la collection est plus profonde.

Le cautère actuel me semble le meilleur moyen d'assurer une issue à la matière purulente, que l'abcès soit chaud ou froid. Avec la pointe de feu il n'y a pas du tout d'écoulement sanguin. Elle ravive dans le second cas l'inflammation déterminée par les frictions fondantes et maturatives. On a toutes les chances d'obtenir le bourgeonnement préservateur des tissus profonds menacés de carie; et celle-ci est d'autant moins à craindre que l'ouverture faite n'a pas de tendance à se refermer trop tôt.

Le point d'élection est quelquefois très-bien marqué par la nature elle-même au sommet du garrot, du dos ou du rein, mais il se dessine aussi assez souvent à la partie inférieure de l'un des côtés de la première région. Quand la tendance à l'ulcération se produit supérieurement, il suffit de faire une incision transversale. Dans l'autre circonstance, le cautère doit être tenu renversé la pointe en haut pour bien ouvrir au pus sa voie d'écoulement. Cela peut se faire ainsi sans le moindre danger pour le second cas, tandis que dans le premier il faut bien éviter de toucher aux tissus blancs qui sont si susceptibles de carie et peuvent parfaitement être sains et saufs malgré la suppuration qui les baigne.

Après l'ouverture d'un abcès, quel qu'ait été le mode suivi, il est utile d'injecter dans la poche une infusion tiède de plantes aromatiques, un peu excitante, pour entraîner au dehors tous les restes du dépôt.

Le pansement de la plaie se fait à l'aide d'étoupes imbibées de teinture d'aloès ou de quinquina, introduites en quantité modérée pour maintenir l'ouverture béante et pour ne pas gêner la fermeture du fond de la plaie. Selon la nature de la sécrétion, il faut les renouveler plus ou moins souvent. Au moment de la chute des eschares, on recommande les lotions chlorurées.

Si l'indication s'en présente, on doit pratiquer une nouvelle ponction semblable à la précédente et refaire le pansement comme il vient d'être prescrit. L'étoupe sous forme de tente est remplacée avec avantage par un petit morceau d'éponge qui se maintient mieux dans la poche.

Lorsque la plaie provenant de l'ulcération d'un abcès ne se cicatrise pas, et reste entourée d'induration, bien qu'elle se soit réduite, le cautère n'est plus seulement employé pour donner à l'écoulement du pus une issue plus large. Il est introduit dans la plaie comme agent modificateur des tissus malades pour activer le travail de sécrétion.

Le vésicatoire dans ce cas doit encore être appliqué sur toute la partie tuméfiée.

6° Pour les plaques suppurantes qui n'intéressent que la peau sur une plus ou moins grande étendue, les dessiccatifs peuvent tous être mis à profit. Nous employons volontiers la teinture d'aloès épaissie, l'huile empyreumatique ou le collodion; mais pour que ces moyens gardent leur efficacité, il faut absolument que le service du blessé soit interrompu.

7° Dans la plupart des cas de cor, la séparation des parties mortifiées doit être abandonnée aux seuls efforts de la nature ou simplement achevée par une section faite sur les limites de la partie privée de vie. Je ne crois pas du tout rationnelles ces opérations plus ou moins réglées qui ont été et sont encore faites, dit-on, avec des succès variés. Et les arrachements me semblent mériter bien moins de confiance encore.

Appliquer une substance grasse sur la partie de peau atteinte de gangrène sèche, du vésicatoire sur la plaie qui se creuse et tout autour de la partie en voie d'élimination, est évidemment ce qu'il y a de mieux à faire. Car il n'est possible à personne de rien exciser sur le garrot ou sur le dos, sans intéresser ou mettre à nu les tissus dont la réparation est si longue et si difficile.

Lorsque le cor est accompagné d'une tumeur séro-sanguine ou phlegmoneuse, c'est toujours le vésicatoire qui doit venir hâter l'élimination et diminuer les dangers de l'accident. Sous l'influence de cet agent, le cor se sépare des tissus vivants par plusieurs points de sa circonférence et laisse sortir le liquide sous-jacent. La plaie, qu'il met à découvert en tombant, a besoin, comme les précédentes, d'être pansée avec les teintures excitantes ou siccatives.

La plaie qui résulte de la chute du cor seul marche assez vite, rougit, se concentre et s'entoure d'un cercle blanchâtre.

L'autre, après la sortie du liquide, se tuméfie beaucoup, bourgeonne, suppure, se nivelle et devient de plus en plus unie. Les chairs se ressoudent à la circonférence, sans qu'il soit besoin de faire le moindre débridement à la peau, et bientôt la blessure se trouve réduite à la partie découverte par la chute du cor.

La plaie en entonnoir sur la colonne vertébrale elle-même, que laisse en tombant l'eschare poussée par la suppuration, peut fort bien se passer aussi de débridement. Les pansements avec les poudres absorbantes sont suffisants et préviennent la fusée du pus.

Le vésicatoire, appliqué une seconde fois à la peau après la sortie du liquide, facilite singulièrement la réunion des parties décollées bien au delà des limites du cor, par la douleur qui gêne les mouvements de la région et par la compression qui accompagne l'effet épispastique.

Les tissus peu vivants peuvent être à découvert, nous l'avons déjà dit, sans subir la carie ; il faut, dans ce cas, déterger la plaie avec une dissolution peu concentrée de sulfate de cuivre, alterner avec la teinture de quinquina et d'aloès étendue, la tenir toujours couverte d'étoupes hachées ou de poudres de charbon, de quinquina, et surtout bien se garder d'employer le fer ou le feu.

Les plaies, au bout d'un temps qui varie avec l'étendue de peau mortifiée, arrivent toutes à la cicatrisation complète, à l'aide de la teinture d'aloès concentrée et quelquefois avec un peu d'égyptiac.

En résumé, il faut, sur toutes les tumeurs du garrot et des deux autres régions, épuiser la série des résolutifs : compression, réfrigérants, astringents, vésicants, fondants, jusqu'à la cautérisation superficielle inclusivement quand elles sont anciennes, en évitant toujours de faire la moindre plaie. Il faut employer les maturatifs sur les abcès en voie de formation, et, pour les ouvrir, se servir de préférence du cautère actuel. On doit mettre également en usage les maturatifs contre les cors avec ou sans collection sous-jacente ; s'abstenir de la moindre opération sur les parties vives; panser les plaies accidentelles ou consécutives avec des liqueurs excitantes, des solutions un peu escharotiques et avec des poudres végétales; il importe surtout de respecter les tissus blancs, au lieu de les attaquer avec le fer ou le feu et de mettre, autant que possible, toutes les blessures à l'abri du contact de l'air.

Traitement de la carie.

Les moyens conseillés sont très-variés, et quelques-uns, nous sommes forcé de le dire, sont tout à fait à rejeter.

Le plus rationnel et le plus sage de tous est l'expectation. Comme il s'opère, sous les parties fibreuses, cartilagineuses ou osseuses qui s'exfolient, un travail lent de bourgeonnement, surtout remarquable aux extrémités des apophyses, il faut attendre avec patience que la nature fasse elle-même l'élimination du tissu frappé de carie.

Pour arrêter les progrès de la nécrose, comme pour la prévenir, il faut préserver les tissus sains de l'action altérante du pus.

Cette condition est en partie remplie par l'emploi des étoupes coupées, replacées avec soin sur la blessure ou utilisées sous forme de tentes qu'on renouvelle de manière à tenir la plaie toujours couverte et béante, sans la faire saigner.

Les poudres végétales de gentiane, de quinquina, de charbon, s'emploient très-souvent aussi dans le but de couvrir la plaie et de la préserver en même temps contre l'influence septique.

Les liquides astringents et antiputrides, comme les dissolutions très-étendues de sulfate de zinc, de cuivre, les chlorures de soude ou de chaux dissous dans l'eau, les teintures d'aloès et de quinquina, débarrassent mieux la plaie du pus, tout en faisant perdre à ce dernier son influence pernicieuse. Les chlorures paraissent avoir, en outre, l'avantage de diminuer le prurit que causent toujours aux blessés les solutions de continuité anciennes.

Il semble donc très-sage d'alterner l'emploi des poudres

et des liquides qui concourent à produire le même effet.

Trop souvent les premiers moyens sont insuffisants; il faut, quoique à regret, faire aux tissus une solution de continuité, au-dessous d'une poche ou d'un infundibulum, pour permettre au pus de s'écouler. Si le débridement doit entraîner une incision trop longue, il y a lieu de renoncer à la tranchée et de recourir à la contre-ouverture.

Celle-ci se pratique, à l'endroit marqué, au moyen de la sonde en S, dans laquelle on passe un séton. Il faut avoir soin de faire l'ouverture assez grande pour qu'elle ne soit point obstruée. Dans ce dernier cas, la mèche, imbibée de pus plus ou moins altéré, fermerait l'issue à celui que la plaie continue à sécréter, lui communiquerait sa mauvaise qualité et pourrait causer l'infection purulente.

Le cautère actuel, que nous passons dans la contre-ouverture au lieu de la mèche, remplace celle-ci avec beaucoup d'avantage, et n'offre pas le moindre danger, à la partie inférieure du garrot.

Mais, en règle générale, ces deux opérations ne doivent intéresser que la peau et les tissus presque sous-cutanés. Lorsque les décollements sont profonds, divisent le muscle ilio-spinal ou s'étendent jusque sous lui, il faut absolument y renoncer et faire, comme dans le cas où la poche est assez serrée, une bonne application de vésicatoire tout autour de la blessure. Celui-ci facilite toujours la soudure des parties désunies, par le rapprochement qui est la conséquence de son premier effet. L'inflammation qu'il produit diminue aussi les dangers de la sécrétion et de la stagnation du pus. On peut appliquer le vésicatoire plusieurs fois de suite sans altérer le tissu cutané. Mais il est bien plus sage de faire succéder au premier moyen la pommade de deuto-iodure de mercure, qui peut parfaitement le remplacer.

Les débridements, intéressant ici toute l'épaisseur de la couche musculaire, ne rempliraient pas du tout le but, et les mèches, pour la même raison, seraient aussi bien plus nuisibles qu'utiles.

Il faut agir sur le point carié, en prenant toutes les précautions indiquées, faire dans le trajet fistuleux ou sur les tissus différents quelques injections ou lotions escharotiques. Leurs effets immédiats sont une diminution notable dans la sécrétion du pus et un ralentissement marqué dans la réaction des tissus superficiels, réaction qui gêne toujours plus ou moins l'écoulement des produits morbides. En traçant, pour ainsi dire, un chemin à ceux-ci, sans produire d'eschare et en entraînant les divers débris, ces injections ont sûrement pour effet de faciliter et d'avancer le travail de réparation.

La liqueur de Vilatte, par son action spéciale, directe ou résultant de la précipitation de ses sels sur les tissus, est un remède souverain. On peut l'affaiblir en l'étendant d'un peu de vinaigre, et si l'on veut, au contraire, que ce moyen agisse avec toute sa force sur certaines parties de la plaie, il n'y a qu'à débarrasser complétement celles-ci de la matière purulente dont elles sont humectées.

Le vésicatoire en dissolution dans l'alcool cantharidé, injecté dans les trajets fistuleux, produit aussi d'excellents effets; nous en avons fait nous-même l'expérience.

L'acide phénique est également conseillé contre la carie des tissus fibreux et osseux. Il est toujours bon d'avoir plusieurs cordes à son arc; cela permet d'employer un moyen très-rationnel quand les autres ont échoué.

Lorsque l'exfoliation est en train de se faire, apparente ou non (on la sent parfois avec la sonde), il faut patiemment la laisser se détacher toute seule et ne point chercher à hâter sa chute. Car rien n'est plus facile à constater : toutes les fois que la portion de tissu qui s'élimine est excisée, arrachée, ébranlée, de même que lorsqu'elle tombe trop tôt par macération, il se forme ordinairemen une exfoliation nouvelle qui sera tout aussi longue à se séparer que la première. Au reste, les filaments fibreux sont entraînés hors de la plaie avec les autres petits débris par la liqueur de Vilatte que nous continuons à employer à ce moment.

Pour obtenir le meilleur résultat des injections, lorsque les fistules se dirigent en avant, il faut placer le blessé sur un plan incliné, la tête à la partie basse; puis le faire marcher un certain temps, afin que le liquide pénètre mieux et parvienne à toucher toutes les parties intérieures de la plaie.

La teinture de quinquina est quelquefois alternée avec le liquide escharotique; en se combinant avec les parties qui tombent en dissolution, elle tend également à diminuer leur mauvaise influence, tout en stimulant les parties vives.

Ces moyens bien simples nous ont presque toujours réussi. Jamais nous ne limitons le bourgeonnement des tissus vivants par des excisions successives; jamais nous n'enlevons non plus les parties cariées, comme le conseillent certains vétérinaires.

Ce sont, en résumé, le vésicatoire à l'extérieur (et même à l'intérieur de la blessure) combiné avec la liqueur de Vilatte et la teinture de quinquina, de petits débridements superficiels et quelques contre-ouvertures faites avec le cautère actuel qui constituent tout le traitement.

Autres traitements.

Des praticiens nous ont vanté les cautérisations actuelle et potentielle.

Le fer, chauffé à blanc, porté sur la partie cariée, y surexcite l'inflammation et lui forme une enveloppe protectrice en l'escharifiant. Malheureusement ce moyen puissant, tout à fait rationnel, puisqu'il copie la nature, a l'inconvénient d'augmenter le volume du tissu mortifié, d'étendre l'inflammation aux parties contiguës, ainsi qu'aux tissus voisins. Et, lorsque le point carié n'est pas apparent, la chose devient très-difficile à régler; il faut cautériser avec le feu, sans voir, dans un trajet fistuleux plus ou moins étendu, pendant un temps que rien ne limite. C'est pourquoi le résultat de l'opération est rarement avantageux.

L'emploi du sublimé corrosif, de l'eau de Rabel, a été quelquefois suivi de guérison. Mais ces agents ont tous les désavantages du premier, car leur action est encore moins facile à restreindre et leurs suites fâcheuses bien plus à redouter.

Dans le cas où l'on se déciderait à recourir aux cautères, il faut absolument pouvoir porter le feu ou le caustique sur le point carié seulement, sans risquer d'atteindre ou d'altérer les parties voisines qui sont en voie de bourgeonnement.

La méthode de trancher avec le bistouri le tissu ligamenteux, puis de renetter sur l'apophyse jusqu'à la partie spongieuse de l'os, m'a toujours paru plus nuisible qu'utile. D'abord, quand le tissu fibreux n'est atteint que superficiellement, cette lésion n'entraîne pas rigoureusement la carie des parties voisines. Ensuite, comme le ligament vertébral se continue sans interruption tout le long de l'épine, la carie peut fort bien gagner en avant ou en arrière du prolongement osseux dénudé, et se porter sur les apophyses voisines par suite de la suppuration abondante que l'instrument a provoquée.

Ce traitement, comme le précédent, ne pourrait se bien comprendre que dans le cas où chaque apophyse, quoique surmontée de ses différents tissus, se trouverait tout à fait isolée, comme les cartilages de l'os du pied, par exemple, à l'opération desquels on a à peu près complétement renoncé aujourd'hui.

La section avec la scie ou la gouge est le mode le plus funeste, le moins rationnel des trois, puisqu'il cause le plus de délabrements. Avec lui, en effet, le blessé doit infailliblement se trouver dans les conditions les moins favorables à son rétablissement.

La méthode la plus généralement suivie autrefois était celle des débridements profonds. L'intention des chirurgiens, en procédant de la sorte, était d'atteindre le mal à ses dernières limites. Ils tranchaient tous les tissus modifiés, lardacés, trop mous ou indurés, improprement appelés *squirrheux*, pour mettre à jour le fond de la plaie, selon l'indication générale à suivre à l'égard des plaies fistuleuses.

En réfléchissant un peu à ce genre de traitement appliqué sur les régions qui nous occupent, on le trouve bien vite impraticable, et nous devons nous étonner que ses mauvais résultats, souvent immédiats, au reste faciles à prévoir, ne l'aient pas fait abandonner tout de suite et pour toujours.

Chaque incision profonde n'est-elle pas, en effet, une blessure nouvelle, intéressant des parties qui résistent au gonflement inflammatoire et formées de tissus doués de vitalité différente? Cette blessure ne peut-elle pas, comme tous les autres accidents survenus dans ces régions, donner lieu à la reptation inflammatoire, à la diffusion du pus, aux décollements, aux abcès, à des caries nouvelles sur des points quelquefois plus élevés, phénomènes morbides en tout semblables à ceux qui se passent à la région digitée du cheval, à la suite de l'opération du javart cartilagineux, lors même qu'elle est pratiquée selon toutes les règles?

D'un autre côté, la suppuration que ce procédé opératoire fait couler à flots dans la plaie, aurait bien dû aussi éclairer un peu quelques-uns de ses partisans sur toutes les conséquences malheureuses dont ils étaient trop souvent témoins.

Cependant les chevaux atteints de blessure au garrot et sur les autres régions de la colonne vertébrale ont continué pendant longtemps à subir, à de rares exceptions près, ce genre d'opérations douloureuses et sanglantes.

Le bistouri, noyé dans un sillon difficile à tracer régulièrement, appelait aussitôt à son aide le cautère chauffé à blanc pour arrêter l'hémorrhagie parfois abondante. Les blessés, maintenus solidement sur le lit de douleur, avaient à réagir déjà contre cette double torture. L'eau de Rabel venait toujours à la fin se répandre dans toute l'étendue de la solution de continuité, et, par son action caustique, convertir en boue noirâtre le sang et les tissus.

Le pansement, pour tenir et surtout comprimer un peu, se faisait alors au moyen de bourdonnets qu'il fallait encore planter dans les bords de la nouvelle tranchée.

Le patient, mouillé de sueur et d'eau, était ramené à l'écurie et attaché court, de manière à ne pouvoir ni se coucher ni se frotter.

La saignée générale se pratiquait assez ordinairement, le lendemain ou le surlendemain, selon le degré de tristesse et d'abattement en grande partie dus aux souffrances de la veille; on y recourait pour calmer la réaction traumatique et diminuer les craintes de l'opérateur à l'endroit des maladies inflammatoires qui pouvaient se produire, pendant le mouvement fébrile, sur les poumons ou sur l'intestin.

La diète avait complété le régime, aussitôt après l'opération, pour laisser à la plaie le moyen de s'enflammer et à la sécrétion purulente le temps de s'établir.

Dès les premiers jours, les pansements venaient aussi tourmenter le blessé. La plaie, très-fortement tuméfiée et du plus vilain aspect, embarrassée de débris mortifiés, de caillots noirs plus ou moins odorants, avait apparemment besoin d'être soumise à l'action des divers anti-putrides.

Peu de temps après, le sujet faisait usage à l'intérieur de vin de quinquina et d'infusions aromatiques, parfois d'électuaires ferrugineux. Il recevait aussi alors une ration alimentaire plus abondante.

Aussitôt que la plaie nouvelle commençait à fournir un pus d'assez bonne nature, quelques-uns de ses bourgeons charnus, plus ou moins saillants et inégaux, mous ou indurés, se trouvaient en butte aux excisions ou vigoureusement réprimés par le cautère chauffé à blanc.

Un peu plus tard, de nouvelles fistules étaient survenues; on reconnaissait de nouveaux décollements. Il fallait donc pratiquer encore des débridements, des tranchées qui produisaient des plaies effrayantes dans l'épaisseur du muscle ilio-spinal. La cautérisation avec le fer revenait naturellement et l'eau de Rabel aussi.

Comme la carie continuait toujours sur plusieurs points, malgré les tranchées successives et les incisions illimitées (10 ou 12 en quatre ou cinq mois), le patient s'affaiblissait aussi de plus en plus par les douleurs et les sécrétions de tant de plaies chirurgicales.

En présence des suites locales si peu satisfaisantes de ce traitement, et sous l'impression du danger croissant pour le blessé, au milieu des mauvaises conditions générales consécutives, de succomber à l'infection purulente, après avoir affronté plusieurs fois la gangrène traumatique, la méthode sanglante, à ce moment, trouvait enfin des bornes. Le chirurgien, de guerre lasse, déposait ses instruments, abandonnait le champ d'opération à la nature, se résignant à la laisser conduire les choses à son gré, et ne comptant plus désormais que sur elle pour niveler les plaies et cicatriser toutes les blessures.

Si la foi dans les tendances réparatrices nous vient tout naturellement de l'observation un peu attentive des phénomènes morbides qui se passent aux parties vulnérées, on comprend combien elle doit être vive et sincère chez celui qui a pu constater de bonne heure la fécondité des ressources de l'organisme sur des êtres soumis à plusieurs reprises à cette espèce de petit carnage, condamné par ceux même qui le pratiquent au moment où ils l'abandonnent.

Il semble tout à fait impossible, suivant les notions de la plus simple logique, de ne pas voir ici la corrélation des effets avec la cause. Pourquoi donc alors ne pas reconnaître franchement que le blessé qu'on abandonne, quand il est à moitié épuisé, devait sûrement avoir, au commencement du mal, des chances de se rétablir beaucoup plus grandes qu'après l'aggravation de sa blessure et de son état par une ingérence aussi peu justifiée ?

Je pourrais m'étendre davantage sur ce point de la plus haute importance, mais ces quelques lignes suffiront sans doute pour tenir en éveil l'attention de nos jeunes confrères un peu impatients de guérir et trop pressés d'exercer leurs instruments.

Traitement des petits accidents.

Quel que soit le mode de traitement employé contre les maux du garrot, lorsque les fistules persistent dans les plaies à l'endroit où se trouvait la carie, il faut continuer à y faire des injections escharotiques, en exerçant de temps en temps sur elles une légère pression du fond à la superficie, jusqu'à l'orifice extérieur du trajet fistuleux. Le pus finit ordinairement par s'épuiser en devenant incolore, filant et de plus en plus rare. L'ouverture de la peau rentre en dedans du canal par suite de sa rétraction. Celui-ci devient moins gros ou moins sensible à la pression des doigts. La cicatrisation s'opère définitivement seule ou aidée encore à ce moment de l'action du vésicatoire.

Un petit débridement simple sert quelquefois aussi à cette époque pour permettre la sortie d'une esquille osseuse, noirâtre ou bleuâtre, arrêtée dans la fistule, ou pour terminer la cicatrisation du garrot tout au sommet, quand le décollement est accompagné de fausse muqueuse. On peut, dans le dernier cas, joindre à l'action du bistouri celle du cautère, légèrement appliqué sur les bords de la solution de continuité.

L'abcès par congestion demande à être traité par le vésicatoire, les onguents épispastiques, et, lorsqu'on peut l'atteindre, son foyer doit être ouvert de préférence avec une pointe de feu.

Les frictions de pommade d'iodure de potassium ou de mercure, le mélange de sublimé et de térébenthine produisent un effet résolutif assez marqué, en cas d'induration et de tumeurs osseuses. Il faut quelquefois, pour achever la fonte de ces dernières, toujours lente, avoir recours à la cautérisation en pointes superficielles. Mais il importe de ne pas l'appliquer trop tard, si l'on veut en obtenir quelque succès, ni trop tôt afin de ne pas s'exposer à voir la plaie, à peine fermée, se rouvrir.

Il est indispensable de faire passer au trait le cheval de selle qui n'a été guéri qu'imparfaitement pour éviter de nouvelles blessures, toujours plus irrégulières et plus difficiles à cicatriser.

Nous répétons encore ici, à cause de l'importance de la prescription, que, pendant toute la durée du traitement, il faut entretenir le bord des plaies dans le plus parfait état de propreté, sans froisser aucunement celles-ci, et attacher les blessés de manière qu'ils ne puissent ni se mordre ni se frotter eux-mêmes.

Nous reverrons plus loin la nécessité de soumettre les animaux à un bon régime alimentaire, aux amers et aux ferrugineux, pour prévenir le dépérissement et ne pas avoir à redouter de complications graves.

Enfin, nous réclamons la réforme, même après la cicatrisation complète des tissus lésés, pour tous les chevaux de peu de valeur plus ou moins épuisés par la maladie chirurgicale.

En résumé, le traitement des blessures avec carie doit être expectant : préserver les tissus peu vivants de l'influence nuisible du pus par les pansements absorbants, détersifs et antiputrides ; faciliter l'écoulement des produits morbides par de petits débridements, des contre-ouvertures avec mèche ou cautère ; employer encore le vésicatoire de préférence, toutes les fois que les premiers ne sont pas indispensables ou faciles à exécuter. Diriger sur le point carié les lotions ou injections escharotiques et antiputrides, la liqueur de Vilatte alternée avec la teinture de quinquina ou l'acide phénique. Attendre avec patience la chute régulière des exfoliations. La cautérisation actuelle ou potentielle, par l'exaltation vitale qu'elle détermine, peut réussir dans quelques cas, malgré ses dangers pour les parties voisines, si elle est bien appliquée sur le point carié seulement. Mais la méthode des grands débridements, des tranchées et des excisions successives, les tourments de la sonde, du bistouri, de tous les caustiques employés sans règle et sans mesure, sont tout à fait nuisibles à la réparation des plaies. Et, de plus, cela fait souffrir les blessés qui, en s'épuisant, se trouvent bientôt exposés aux complications les plus graves.

Tous les petits accidents qui surviennent aux régions dont les blessures étaient compliquées de carie se traitent par les moyens ordinaires; l'amaigrissement réclame un bon régime, les toniques et un exercice modéré.

II. — Gangrène.

Une autre complication grave des blessures que nous venons d'examiner est la gangrène, qui survient quelquefois avant et plus souvent après le traitement chirurgical.

1° Le séjour du sang ou des débris organiques putréfiés au fond des plaies et dans leurs anfractuosités en est la cause immédiate la plus ordinaire;

2° Cet accident grave peut résulter de la simple ponction d'une tumeur séro-sanguine ou d'un abcès; il peut venir encore à la suite de toutes les opérations sanglantes auxiliaires de la cautérisation. Mais il se produit principalement après ces débridements profonds mis en pratique dans le traitement de la carie;

3° L'état de maladie, de débilité des blessés est une condition favorable au développement de la gangrène, et nous avons vu qu'au bout de très-peu de temps les chevaux poursuivis par le bistouri et le cautère, toujours en souffrance, étaient bientôt affaiblis par les hémorrhagies, la fièvre de réaction, par les saignées générales préventives et surtout par la suppuration;

4° L'influence d'un air miasmatique, comme celui des infirmeries régimentaires, favorise aussi singulièrement cette fâcheuse tendance des tissus à la décomposition septique;

5° Celle de la chaleur n'est pas moins puissante à cause de la facilité avec laquelle naissent, en été sans doute, les miasmes putrides;

6° Enfin, sous l'influence de certaines constitutions médicales, sans qu'on sache encore pourquoi, la plus petite plaie peut s'accompagner de gangrène.

Cette complication s'annonce ici par le défaut de réaction, par la sortie d'un liquide roussâtre, ichoreux, fade, fétide, sans autre trouble général qu'une certaine tristesse. Les tissus incisés, déchirés ou ulcérés ont une teinte plombée, sont froids ou d'une extrême mollesse. Ils tombent bientôt en détritus et s'entourent d'un engorgement douloureux très-prononcé.

La tuméfaction augmente, s'étend de proche en proche dans tous les sens, résonne sous la main et garde un rebord saillant. Le liquide qui coule de la plaie devient brun et répand une odeur infecte dans toute l'écurie. Les tissus, comme macérés, se laissent exciser sans douleur et sans écoulement de sang. La fièvre consume le blessé, qui a perdu l'appétit et peut à peine se mouvoir, autant par sa grande faiblesse que par la douleur et surtout le volume de l'engorgement.

Cet accident est ordinairement de courte durée: soit qu'il amène la mort ou qu'il cède à la réaction vitale, la chose se décide en trois ou quatre jours.

Certains animaux forts, d'une bonne constitution, peuvent, par leur énergie, opérer, seuls et mieux encore quand ils sont secourus, l'élimination des parties mortifiées, par l'effet d'une inflammation locale très-vive. En cas de solution heureuse, cela se voit à un commencement de suppuration sur quelques points, à la venue du sang sous les débris excisés et surtout dans le temps d'arrêt que marque l'emphysème, enfin aux nouveaux caractères que revêt la plaie par la chute des eschares.

Le plus grand nombre des sujets atteints de gangrène des tissus blessés périssent par suite de la résorption du liquide septique. Les pétéchies, la chute des crins, les battements violents du cœur, l'effacement du pouls, la somnolence, l'extension progressive de l'emphysème annoncent une mort certaine, parfois précédée de symptômes de vertige et de pneumonie gangréneuse.

Dans les deux cas, la vie du sujet ne se prolonge guère au delà de trois ou quatre jours.

Les circonstances du développement de la gangrène nous donnent à comprendre suffisamment tout ce qu'il y a à faire pour l'éviter. Et toutes nos indications relatives aux diverses blessures, dans leur traitement particulier, ont toujours été suivies, sans jamais perdre de vue cette complication.

Nous devons surtout éviter de faire des plaies, ne jamais ouvrir les tumeurs séreuses ou séro-sanguinolentes, ne *ponctuer* les abcès qu'après les avoir mûris; ne pratiquer, en cas de carie, que des débridements superficiels et peu étendus; renoncer absolument aux tranchées sur les points inaccessibles; laisser le moins possible les tissus lésés à découvert; dénaturer par les agents chimiques ceux qui ne peuvent en être extraits; préférer le cautère au bistouri ou l'associer à ce dernier; agir contre l'altération plus ou moins grande de l'air des écuries; enfin tenir compte de l'état général des blessés avant de les soumettre à un traitement énergique, et toujours leur faire suivre un bon régime alimentaire.

Il importe au plus haut degré de surveiller avec soin les plaies qui nous causent de l'inquiétude, sans les trop exciter, et de favoriser l'action organique sans laquelle ne peuvent s'opérer ni travail réparateur, ni élimination des parties mortifiées par les caustiques, les incisions et par les déchirements.

Le meilleur résultat s'obtient au moyen de pansements faits avec les chlorures de chaux ou de soude, les teintures de camphre et de quinquina, qui anéantissent l'influence des parties putréfiées, et font réagir les tissus vivants en contact avec elles.

Lorsque le mal existe, il faut extraire avec des ciseaux les portions qui tombent en lambeaux et presque en deliquium. Pour en débarrasser la plaie autant que possible, on doit faire usage d'eau de Rabel et appliquer les anti-putrides de toutes sortes.

Si le mal s'est déjà répandu dans le tissu cellulaire environnant la plaie par une tuméfaction plus ou moins considérable, la modification locale est tout à fait insuffisante, et comme l'extirpation est complétement impossible, il faut alors faire des scarifications, enfoncer des cautères chauffés à blanc et recouvrir le tout de vésicatoire.

Dans les deux cas la gangrène peut être arrêtée; mais ce résultat, quoique heureux, entraîne toujours, à la suite d'éliminations plus ou moins considérables, des caries nombreuses, de nouveaux trajets fistuleux, une suppuration des plus abondantes, conditions qui rendent la blessure à peu près incurable ou exposent le blessé à d'autres accidents non moins graves que nous allons bientôt signaler.

Lorsque les symptômes de résorption sont à redouter ou ont déjà commencé à se produire, il convient d'administrer des stimulants diffusibles, surtout des antiputrides liquides qui ont une action plus prompte et plus énergique. On choisira de préférence l'acétate d'ammoniaque, la teinture et le vin de quinquina, auxquels il y a lieu de joindre les diurétiques.

Il faut surtout éviter de faire des saignées générales pratiquées dans le but de prévenir les maladies inflammatoires; leur véritable effet est de favoriser la résorption.

L'alimentation abondante et la plus variée ne doit jamais manquer aux blessés. Ceux-ci doivent être en même temps mis à l'usage des toniques et des ferrugineux. Il importe de soutenir la réaction organique et de fournir aux besoins qu'entraîne la sécrétion purulente.

Les fumigations aromatiques ou légèrement chlorurées sont aussi très-utiles dans le cas où l'air expiré est fade ou déjà fétide; cependant tous ces moyens, aussi rationnellement appliqués que possible, n'ont que fort peu de chances de succès.

En résumé, la gangrène est une complication très-grave

des maux de garrot. Elle dépend le plus souvent de la décomposition du sang ou d'autres produits morbides. Le défaut de réaction, l'odeur particulière de la plaie, son aspect plombé et son ichor roussâtre, l'engorgement emphysémateux sonore, étendu dans tous les sens, sont ses symptômes caractéristiques. Presque toujours elle est mortelle. Pour la prévenir, il faut, dans le traitement général des blessures du garrot et du dos, éviter autant que possible de faire des plaies; quand elles existent ou sont indispensables, il faut les débarrasser de leurs produits morbides anciens et nouveaux. On devra aussi de préférence se servir du cautère pour les ponctions, porter les caustiques sur les parties suspectes, exciser les parties mortifiées, scarifier l'engorgement emphysémateux, y mettre des pointes de feu, recouvrir le tout de vésicatoire. Enfin, on donnera à l'intérieur les stimulants diffusibles et antiputrides liquides, ainsi que les diurétiques, en joignant à cela une bonne alimentation. Le résultat en apparence le plus heureux a souvent des conséquences funestes d'une autre manière, par les accidents que nous allons examiner et qui ne sont pas moins redoutables.

III. — Infection purulente.

La résorption ou l'infection purulente est une complication fâcheuse et trop fréquente des blessures accidentelles ou chirurgicales du garrot, du dos et des lombes. Sa manifestation, à une époque plus ou moins éloignée de celle où s'est faite la lésion des tissus dissimilaires, peut avoir lieu par des symptômes locaux ou généraux, quelquefois par la réunion de ces différents symptômes avec les caractères de farcin, de morve à l'état aigu et chronique.

Nous n'avons pas à faire ici toute l'histoire de cette complication, ni à discuter les théories diverses à l'aide desquelles elle se trouve expliquée. Le pus a sans doute plus d'une manière de s'insinuer dans l'économie ou de s'y produire, que ce soit par la résorption des lymphatiques, par la phlébite ou autrement. Nous mentionnerons seulement comme un fait de pratique bien positivement établi que l'introduction du pus, qui a subi le contact de l'air surtout, dans l'économie en altère les lois de nutrition et peut entraîner la mort. Cela résulte d'expérimentations directes, et se trouve aussi confirmé par des cas cliniques très-fréquents.

1° C'est surtout quand les plaies sont anciennes, avec décollements profonds, lorsqu'elles intéressent des tissus doués de vitalité différente et forment des poches où stagne le pus, que celui-ci se décompose en matière aqueuse, grumeleuse, plus ou moins fétide, et produit l'infection ;

2° Lorsque la suppuration très-abondante ou prolongée s'arrête d'une manière brusque ;

3° Si les animaux sont d'un tempérament lymphatique, atteints de maladie chronique, en médiocre état au moment même où la blessure est survenue, ou par suite de la longue durée de la plaie suppurante ;

4° La réunion des blessés en grand nombre dans une même écurie rend cet accident bien plus à redouter, pendant les grandes chaleurs surtout ;

5° L'influence miasmatique de l'air des infirmeries régimentaires favorise aussi beaucoup les résorptions purulentes.

Il en est du reste absolument de même dans les hôpitaux en médecine humaine,

La complication peut se faire d'une manière lente et s'accuse d'abord par des symptômes locaux.

C'est assez souvent une corde plus ou moins volumineuse, avec ou sans renflement dans son trajet, qui se rend du garrot aux ganglions de l'entrée de la poitrine, transformés en une espèce de tumeur squirrheuse.

Dans ce cas, loin de se fermer, la plaie dont il s'agit a tout à fait l'aspect de celles qui résistent à la cicatrisation. Elle s'entoure ou reste entourée de gonflement ; ses bords s'élèvent en se renversant un peu ; sa surface devient molle et jaunâtre, sa sécrétion rare, terreuse, répand une odeur infecte. Et ces changements, facilement appréciables, peuvent avoir lieu du jour au lendemain.

D'autres fois la blessure, qui a suivi une marche régulière, s'est bien cicatrisée; et les boutons et les cordes que nous venons de signaler ne surviennent qu'un certain temps après la guérison apparente.

Assez souvent encore, des boutons isolés, durs, plus ou moins gros, d'une maturation lente, difficile, presque impossible, se montrent, avec ou sans corde, sur diverses régions du corps en même temps ou successivement, sans qu'il y ait grand désordre à la plaie suppurante. Mais ces phénomènes morbides sont ordinairement précédés de l'amaigrissement du sujet, d'engorgements œdémateux froids des membres avec claudication. Parfois c'est un empâtement considérable, assez dur et douloureux, formant poche, sans membrane pyogénique, qui laisse écouler un pus séreux, roussâtre, filant, par une petite ulcération de la peau qui n'a pas la moindre tendance à la cicatrisation.

Plusieurs sujets se glandent aussi, toussent, maigrissent, malgré leur appétit vorace, quelques-uns par leur dédain pour tous les aliments. Cet appétit capricieux et cette toux persistante, quelques tremblements généraux de temps en temps et une certaine mollesse, enfin le poil long et terne, les traces de maladie cutanée surtout sur la colonne vertébrale, l'arrachement facile des crins nous annoncent la venue prochaine de la morve chronique.

La durée de ces cas divers, en général très-prolongée, n'est pas facile à déterminer. Après des alternatives de mieux et de pire, au bout de deux ou trois mois, quelquefois davantage, le blessé meurt de misère ou doit être abattu.

Dans des circonstances très-rares, pour les chevaux de trait, pendant une fièvre de résorption assez intense, caractérisée par de violents battements de cœur et par la plus grande faiblesse du pouls, après l'apparition de pétéchies et d'œdèmes considérables, il se fait une éruption aux naseaux. La partie inférieure de la tête est toute tuméfiée. Un jetage jaune safrané, citrin ou sanguinolent, file en tombant des naseaux où il se trouve en partie concrété. Bientôt des ulcérations se creusent sur la pituitaire. Des cordes plus ou moins saillantes se montrent en travers de la face pour se rendre aux ganglions de l'auge. Et, en trois ou quatre jours, des boutons se trouvent disséminés à la peau sur diverses régions du corps.

Parfois encore, pendant le mouvement fébrile, il se déclare une pneumonie facile à reconnaître, à l'expiration rapide et en deux temps marqués, à l'absence ou à la perception confuse du murmure respiratoire en divers endroits de la poitrine, aux plaintes du malade et à la persistance de la fièvre. Puis, le lendemain ou le surlendemain, l'odeur de l'air expiré, devenue fétide, dévoile nettement le caractère particulier de l'affection.

Il arrive aussi que les blessés dépérissent de plus en plus, que la tristesse augmente de jour en jour, et que quelques-uns d'entre eux s'acheminent à une fin plus ou moins prochaine, sans qu'il y ait le moindre symptôme caractéristique de morve ni de farcin.

Tous les phénomènes attribués au pus sont toujours des plus graves. Cependant ils ont moins de gravité quand ils paraissent dépendre de la lésion locale ou se produisent isolément, surtout lorsque le blessé est d'une solide constitution, d'un bon tempérament et encore en bon état. Si, au contraire, ces désordres reviennent après avoir disparu, sur des chevaux en voie de dépérissement, s'ils s'étendent et se multiplient, il n'y a pas la moindre ressource; le cas est alors désespéré et l'animal à considérer comme tout à fait incurable.

Du côté des naseaux, les moindres symptômes ont toujours une signification des plus inquiétantes; mais quand il existe en même temps ailleurs quelques-uns de ceux relatés plus haut, notre jugement se trouve confirmé; c'est un cas d'abattage immédiat.

La pneumonie gangréneuse est ici, on peut dire, toujours mortelle et dans un bref délai.

Le marasme et la consomption entraînent aussi la mort, l'abattage ou la réforme quand il n'y a pas le moindre symptôme extérieur de morve ou de farcin.

Cette coïncidence frappante de la morve et du farcin apparaissant sur des chevaux de troupe atteints de plaies suppurantes, doit servir de base principale aux moyens préservatifs :

1° Éviter les plaies suppurantes en principe et les opérations qui les produisent. C'est peut-être le précepte de médecine vétérinaire le plus vrai pour l'armée. Éviter avec le même soin de les étendre, de les multiplier, de les prolonger ;

2° Bannir aussi les traitements accessoires de ce faux système : les diètes prolongées, les saignées générales pendant la réaction traumatique ; car, en contribuant à l'épuisement du sujet, elles le prédisposent davantage à la résorption ou à l'infection ;

3° Nettoyer les plaies accidentelles, en s'appliquant à bien remplir toutes les indications relatives à l'écoulement du pus et à l'emploi des agents antiputrides ; les tenir à l'abri du contact de l'air, surtout au moment de la formation de ce voile précieux dont elles se couvrent pour se garantir des influences extérieures ;

4° Soumettre les animaux atteints de plaie suppurante à un bon régime alimentaire, y joindre les toniques, les amers et les ferrugineux ; ne pas les laisser pourrir à l'écurie, leur faire prendre un peu d'exercice, les soumettre à un bon pansage qui augmente les conditions de bien-être et supplée au défaut de transpiration, enfin mettre des diurétiques froids dans leurs boissons ;

5° Disséminer les chevaux blessés ou atteints de plaies suppurantes, les rapprocher des portes d'entrée ; entretenir l'air des écuries aussi pur que possible par une bonne aération, et au besoin par quelques fumigations désinfectantes de baies de genièvre brûlées ou de chlorure de chaux;

6° Enfin ménager au travail, pendant longtemps, les animaux guéris de blessures graves au garrot et sur le dos, surtout quand ils ne se sont rétablis qu'après une suppuration prolongée dans ces régions.

Il y a très-peu de chose à dire sur le traitement local :

1° En cas de farcin au voisinage de la blessure, les partisans de la résorption ont conseillé avec raison la section du cordon lymphatique avec le bistouri ou la pointe de feu. Ils modifient en outre la surface de la plaie par les escharotiques ou le cautère actuel, et couvrent la corde avec du vésicatoire sur tout son trajet.

Lorsque le nouveau mal est bien isolé, s'il forme tumeur, on peut tenter l'extirpation. Mais s'il y a des boutons plus ou moins rapprochés, il faut les mûrir par les fondants pour pouvoir les ouvrir ensuite avec la pointe de feu.

Certains sujets ainsi traités ont bien guéri; mais, sur d'autres, le mal s'est répandu dans l'économie, malgré l'emploi de ce moyen de traitement appliqué sans retard; et, d'un autre côté, plusieurs blessés, dans le même cas, ont échappé complétement à l'infection, sans qu'il ait été fait la moindre opération sur les cordes.

2° Modifier l'état général du blessé par les stimulants diffusibles et les antiputrides. Les toniques et les moyens variés de spoliation peuvent être employés avec avantage, à la condition de ne pas compromettre l'intégrité de la muqueuse de l'intestin. Il y a indication d'appliquer en même temps des substances irritantes sur la plaie pour activer le travail de la sécrétion.

En cas de glande sans jetage ni érosion, il faut recourir aux agents fondants en frictions dans l'auge, et administrer à l'intérieur les toniques et les diurétiques.

Lorsque le mal est général, s'il s'accompagne d'ulcérations ou marche avec une grande rapidité, il faut abattre les blessés, car ils sont perdus sans retour.

A côté de l'impuissance des moyens thérapeutiques appliqués à des sujets atteints de blessure ou de maladies graves, lorsque celles-ci sont susceptibles de se prolonger indéfiniment, sans amélioration, et de se terminer par une maladie contagieuse surtout, doivent toujours se placer les mesures administratives. Il nous reste à remplir le rôle d'économiste, quand le nôtre n'est plus possible.

A moins d'avoir à traiter un animal d'une qualité rare ou d'une énergie qui double l'espoir de guérison, il faut faire réformer le blessé après un certain temps de traitement infructueux, quand l'épuisement arrive. Il faut agir de même, après la cicatrisation de la plaie, si l'on ne peut pas compter sur un bon service, et si le sujet doit surtout être une cause d'inquiétude ou un danger pour les autres chevaux.

La mesure est de sûreté générale en même temps que d'économie bien entendue.

En résumé, la résorption purulente peut compliquer les blessures du garrot, surtout en cas de carie. Elle vient ordinairement de la stagnation du pus altéré dans les plaies, sur des animaux affaiblis, par l'effet d'un air miasmatique. Ses symptômes locaux ou généraux, quelquefois réunis ou les derniers seuls, s'annoncent d'une manière lente ou rapide : dans un cas, le mal est toujours très-grave, mais il est incurable ordinairement dans l'autre. La mort vient de marasme, de pneumonie gangréneuse, de farcin général ou de morve. Le mieux, pour prévenir l'infection purulente est de suivre toutes nos premières indications, de s'abstenir de la pratique des grands débridements, de donner aux malades un exercice modéré, une alimentation assez abondante, et de compléter le traitement préventif par l'usage des toniques et des dépuratifs. Pour la guérir, nos soins sont ordinairement impuissants ; cependant il faut encore employer tout ce qui est rationnel contre le pus, contre la plaie et contre l'infection de l'économie du blessé. Les sujets dont la constitution est plus ou moins appauvrie par la longue durée du mal, ceux qui n'ont pas de chances de guérison ou de rétablissement complet, doivent être réformés dans l'intérêt de l'Etat.

Résumé.

1° Les blessures qui atteignent les chevaux de troupe présentent toutes un certain caractère de gravité, celles du garrot, du dos et des lombes plus encore que les autres, par la nature des tissus et la disposition des parties qui constituent ces trois régions.

2° Leurs causes se réduisent à des contusions et surtout à des frottements; toutefois les blessures dépendent, en général, beaucoup moins des imperfections de la selle que du manque de soin dans l'application de celle-ci et du mauvais état de ses panneaux. Il en est aussi quelques-unes qui sont inséparables de la conformation défectueuse des chevaux, du défaut d'habitude de porter la selle et de l'exécution de travaux un peu exagérés.

3° Le mal se présente ordinairement sous la forme de plaie ou de tumeur, quelquefois sous les deux réunies. Les tumeurs sont des œdèmes, collections séro-sanguines, kystes, indurations, phlegmons; les plaies, parfois directes, sont presque toujours consécutives aux abcès, aux cors ou à leur traitement.

4° La gravité de toutes ces espèces de blessures varie selon l'étendue et l'ancienneté du mal, mais elle est très-grande pour celles qui entraînent l'ulcération des tissus.

5° Parmi les complications figure en première ligne la carie des tissus fibreux, cartilagineux et osseux, toujours très-redoutable; car les moyens de réparation de la nature, ordinairement longs, sont assez souvent imparfaits. Et, de plus, la blessure qui met toujours les chevaux momentanément hors de service, les expose encore, par ses lenteurs, à d'autres accidents consécutifs bien plus sérieux.

La résorption purulente, sous la forme de farcin local ou

général, les symptômes de morve, de pneumonie gangréneuse, se voient souvent dans le cas de carie. Elle s'accuse autour de plaies fistuleuses plus ou moins anciennes, pendant la sécrétion du pus ou au moment de la cicatrisation, par suite d'épuisement ou d'infection du blessé.

La gangrène s'empare aussi quelquefois des blessures accidentelles ou chirurgicales du garrot.

6° Pour prévenir les blessures, il faut s'appliquer à suivre tout ce qui est prescrit relativement au harnachement et aux exercices; l'essentiel est surtout de ne pas laisser au mal le temps de s'aggraver et de se compliquer de carie.

7° Pour guérir les blessures, nous devons chercher à obtenir des effets curatifs sans plaie et sans étendre celles qui existent; il faut éviter et la gangrène et les conséquences d'une suppuration abondante.

Le traitement général des blessés ne peut être rationnel qu'à la condition de suivre la nature dans ses voies de réparation, en modérant ses impulsions partielles ou en les stimulant un peu sans nuire au but final. Elle sait régulariser elle-même son œuvre; gardons-nous bien de la lui rendre plus difficile ou plus lente par l'action intempestive du cautère ou du bistouri.

Il y a indication de faire résorber, fondre toutes les tumeurs, mûrir et d'ouvrir avec la pointe de feu les collections purulentes en travail d'élimination; de songer, en outre, à la situation et à l'entretien général du blessé, qui peut s'épuiser et succomber à la suite des complications les plus funestes.

Le bistouri ne doit faire que de petits débridements, quelques contre-ouvertures pour faciliter l'écoulement du pus; il faut, toutes les fois que cela est possible, tenter de ressouder les parties décollées, en faisant une application vésicante.

Il faut débarrasser complétement les plaies des caillots sanguins et des autres débris putréfiés, sans tourmenter le patient;

Ne jamais attaquer les tissus fibreux mis à découvert, car ils peuvent échapper à la carie;

Respecter l'exfoliation qui tombe, sans rien faire pour hâter sa chute; elle doit rester dans les desseins de la nature, jusqu'à ce que le travail inflammatoire se soit accompli au-dessous d'elle, et le moindre contact du fer en provoquerait infailliblement une nouvelle;

Couvrir la plaie d'étoupes coupées et de poudres désinfectantes, l'humecter de teintures antiputrides et de liquides très-légèrement escharotiques pour s'opposer aux complications graves;

Provoquer la réaction organique des plaies gangréneuses par l'emploi de tous les excitants antiputrides locaux;

Modifier également celles qui prennent ou indiquent les caractères de l'infection, en recourant aux agents substituteurs;

S'adresser, dans les deux cas, à l'économie tout entière, pour en prévenir l'épuisement et la débarrasser de son poison, si cela est possible, à l'aide des toniques végétaux, des stimulants diffusibles et des diurétiques, en donnant aussi au blessé une bonne alimentation;

Éloigner par la réforme, après un certain temps de traitement infructueux, le sujet dont on désespère; c'est à la fois un moyen sûr de diminuer les pertes et une excellente mesure d'hygiène générale.

Il faut donc, en dernière analyse, prévenir et arrêter à temps les blessures faites à la colonne vertébrale, chercher à résoudre les tumeurs, mûrir les abcès et donner issue au pus au moyen du cautère actuel; panser les plaies avec les liquides antiseptiques ou un peu escharotiques, enfin attendre patiemment la chute des parties frappées d'exfoliation et surtout s'abstenir des grands débridements en cas de carie. Mais « il vaut mieux prévenir que guérir, car le remède est quelquefois pire que le mal. » Cela s'applique, dans notre conviction, aussi bien à la médecine qu'à la morale. Et si nous ne pouvons pas empêcher toutes les infractions au précepte, restons du moins dans la voie si nettement tracée à notre médication, toujours attachés aux moyens qui doivent nous faire éviter les plus grands écueils.

TABLE DES MATIÈRES.

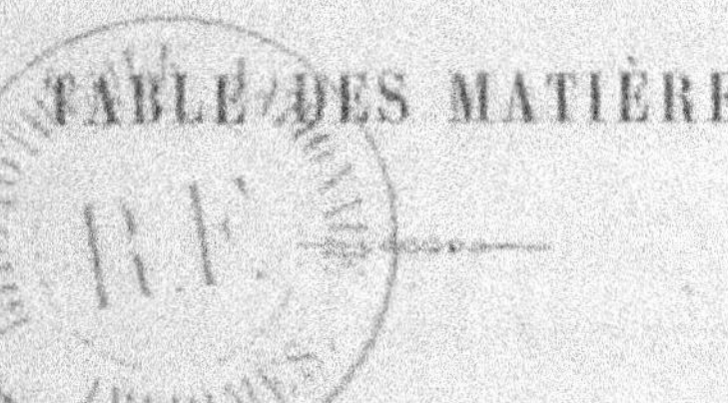

13203 Paris. — Typographie de Vᵉˢ RENOU, MAULDE, et COCK, rue de Rivoli, 144.